针经荟测

特定穴浅解

盖学志 ◎ 著

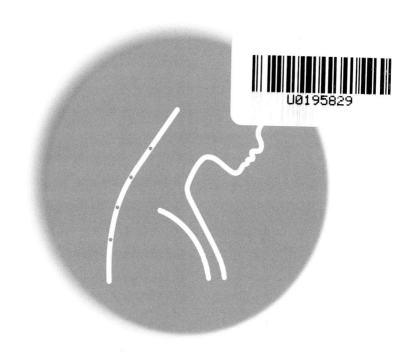

图书在版编目（CIP）数据

针经蠡测：特定穴浅解 / 盖学志著 . —上海：上海科学技术文献出版社 ,2021
   ISBN 978-7-5439-8404-2

   Ⅰ . ①针… Ⅱ . ①盖… Ⅲ . ①针灸疗法—穴位 Ⅳ .
① R224.2

中国版本图书馆 CIP 数据核字 (2021) 第 171149 号

策划编辑：朱文秋
责任编辑：李 莺
封面设计：张琳洁

针经蠡测：特定穴浅解
ZHENJING LICE: TEDINGXUE QIANJIE
盖学志 著
出版发行：上海科学技术文献出版社
地　　址：上海市长乐路 746 号
邮政编码：200040
经　　销：全国新华书店
印　　刷：常熟市文化印刷有限公司
开　　本：710mm×1000mm 1/16
印　　张：12.75
字　　数：235 000
版　　次：2021 年 9 月第 1 版 2021 年 9 月第 1 次印刷
书　　号：ISBN 978-7-5439-8404-2
定　　价：58.00 元
http://www.sstlp.com

序

最初认识小盖是在2008年,当时把他从上海体育学院调到莘庄训练基地,参与刘翔的伤病治疗。对他最初的印象是憨厚,不喜欢多说话。后来,因为工作需要,他又被调到举重队做队医工作,但彼此还经常见面。2011年,他做了医务室负责人后又被调回田径队。随着交流的增多,我对他的了解也更多一些。他依然保持着谦虚和谨慎的脾性,更喜欢研究和探讨与伤病、医学相关的问题,尤其是对中医情有独钟。

教练员最不愿见到的就是伤病问题,所以,我和小盖交流最多的也是伤病的治疗和恢复问题。因为,即使是再科学的训练方式,再优秀的运动员也难保不会受伤。这也是国内外众多教练和运动队医生共同关注的课题。一个好的教练就是半个医生,这句话很有道理。一个优秀的教练不光要带好训练,还要会防伤,最好还要懂得一些治伤的常识。对于中医我虽然不是内行,但凭着几十年带运动训练总结的经验,我认为这本书所写的经筋部分,对于运动损伤的治疗很有帮助。尤其是他采用火针、三棱针、银针、毫针与推拿相结合的治疗方法,拓展了运动损伤的治疗手段,对运动损伤的治疗做了有益的探索,我很感兴趣。

这本书对针灸特定穴做了很多研究,其中有很多关于中医内科疾病的针灸治疗方法,这对一名队医来说,是很难得的。运动队的医生相当于全科医生,不仅要治疗运动损伤,还要负责运动员其他的身体不适。像头痛、感冒、胃痛、失眠,甚至包括女运动员的痛经等等,都是队医要面对的常见病。众所周知的原因,运动员的用药是个非常敏感的话题。如果因为疏忽而用错了药,那是要出大事情的,用我们行内的话说,等于是触碰了高压线。所以,我想如果有一种安全有效的方法能够代替药物治疗疾病,那就再好不过了。小盖在这方面做了很好的尝试,使用针灸治疗既安全又便捷,值得提倡!

从这本书中,我还看到了一个年轻人对于传统中医的热爱与孜孜不倦的追求,我很乐意看到年轻人对医学有这样的爱好。希望他能继续努力,不断地总结经验,继承并挖掘出更多更有价值的治伤方法,更好地为竞技体育运动做好医疗保障工作。

同时,感谢基地医务室队医们的辛勤工作,这是一个团结而有朝气的团队,对工作认真负责,运动员成功的背后,离不开他们的付出和努力!

孙海平

2021.5.21.

自　序

写这本书的初心是希望对特定穴做一次整理和总结，然后印制成内部的学习资料，以丰富我们队医的针灸知识，供大家在临床工作中参考使用。

之所以决定要出版这本书，首先要感谢我的师兄崔永胜博士，我们是十几年前一起拜师学艺的师兄弟，他现在已经是我国健身气功领域的杰出人才了。因为研究气功的缘故，所以对中医非常关注。他对我写的这本书很感兴趣，鼓励我一定要把书尽快写出来。被师兄的热情感动，我想，作为一名中医学子，为中医针灸的繁荣抛一块砖也好！

针灸术是中医学苑中的一朵奇葩，易学而难精。学习针灸多年而茫无头绪、不得窍要者大有人在。而特定穴又是针灸学的精华所在，在针灸学中有特殊重要的作用。特定穴主要包括五腧穴、下合穴、八脉交会穴、原穴、络穴等，约占全身十四经腧穴的62%。特定穴是在传统的中医理论背景下，古人对经络循环流注规律的总结、对365个穴位性质功效的概括，对疾病有特殊的治疗作用，也是针灸学习的入门阶梯。

特定穴理论主要来源于《黄帝内经》，尤其是《灵枢》。《灵枢》以论述针灸为主，所以又称《针经》，是针灸学的祖本。另外，在《难经》《针灸大成》等书中，也有很多关于特定穴的记载。"欲诣扶桑，非舟莫适"，这些宝贵的经典医籍是我们掌握针灸技术的关键，入道之津梁。

目前国内专门做特定穴研究的人不多，特定穴理论多散见于各医家的医学专著之中，缺乏系统的整理研究。为了让更多热爱中医、喜欢针灸的人掌握这门医术，为了使中医针灸这趟列车开得更远而不偏离正轨，我以经典医籍为依据，结合自己的理解，用现代的语言，对特定穴进行系统的总结、梳理，并加入部分临床病案进行说明。

总结的过程也是自我思考、提高的过程。在我看来，经络的循行与病候是一切针灸疗法取效的前提，也是针灸的基础。所以，本书的第一章是经络的基础知识，笔者以

《灵枢经·经脉第十》为底本,将其分为经络循行和经络病候两部分,并对经络病候进行解析。

第二章是这本书的主要部分,主要围绕着各特定穴的穴位定位、功效,以及各特定穴的渊源、作用机制、临床应用方法等展开论述。其中"四关"十二原穴概念的提出,希望能与现在流行的十二原穴理论有所区别,并引起大家的思考和探索。

鉴于标本、根结学说,气街、四海学说和经筋学说在针灸学中特殊的治疗作用,在本书的第三章、第四章、第五章,笔者打破特定穴界限,将标本、根结理论,气街、四海理论和十二经筋学说与特定穴相提并论,以拓宽特定穴范畴,拓展临床治疗思路,希望能引起广大学者和中医爱好者的重视。

本书第六章,是我的一些学习心得和医学思考,未必正确,拿出来和大家一起探讨。

同时,本书第二、第三章、第六章还加入大量的穴位图、经筋图等,读者阅读的同时,可以随时查看,并与原文参考对照,以加深印象。

师兄一再叮嘱我,要把这本书写得通俗易懂才好。当我真正动笔写的时候才发现,以我浅陋的知识水平,能把书写得"通俗易懂",确实不是一件容易的事。于是我也只好以"医学无捷径"来安慰自己!

感谢孙海平指导对本书的关心并作序,感谢刘小晴先生为本书题写书名。同时感谢朱文秋社长及李莺主任不辞辛苦,极力促成本书的出版,感谢燕军、晓菲和小龙为本书配图,以此书献给我运动队的战友,一起摸爬滚打的岁月是我最珍贵的记忆,敬过往、敬友谊!

本书可作为医学院校的在校学生、临床医生和针灸爱好者的参考读物,通过阅读本书,希望能够唤起广大读者对传统针灸学的兴趣,祝愿大家早登针灸堂奥!

2021 年 1 月 10 日夜
盖学志于无象堂

目录

第一章 经络基础

经络的循行与病候浅解

经过两千多年的酝酿,中医经典非但没有过期,反而变得愈加香醇。正因如此,品读经典就变成了一种美的享受,一种精神的愉悦!这也是促使我从另一个角度对经典进行整理的原动力。

如果说江河是大地的脉络,那么穴位就是建在大江大河这条脉络上的水务站,保障着河道的安全,清淤、旱涝等全赖于斯,可谓干系重大。水务站因江河而立,穴位因经络而存,以经络为载体穴位才有了生命,离开了经络,穴位也就失去了意义。

谚云:不明经络,开口动手便错。经络的循行与病候是针灸治疗学的重要组成部分,离开了经络的循行与病候,针灸学是不完整的。可以毫不夸张地说:经络的循行与病候,是针灸治疗取效的关键。中医临床医生,尤其是针灸医生如果能够熟练地掌握经络循行、经络病候,可以大大提高临床疗效。反之,临证施针如果不辨经络、不分病候,只是生搬硬套地使用经验穴、套穴,效果可想而知。

《黄帝内经》中有关"经络循行与病候"的篇章主要集中在《灵枢·经脉第十》中,是针灸学习的基本功;是一切针刺疗法的前提。只有将基础打牢固,临床施针才能有的放矢。

有感于斯,有必要将这部分的内容作为基础录于篇首,以为开卷之重,也为后面的特定穴部分做一个铺垫。

（一）手太阴肺经经脉循行

一、原文

肺 手太阴之脉，起于中焦，下络大肠，还循胃口，上膈属肺，从肺系横出腋下，下循臑内，行少阴心主之前，下肘中，循臂内上骨下廉，入寸口，上鱼，循鱼际，出大指之端。其支者，从腕后直出次指内廉，出其端。

二、经脉病候

是动则病 肺胀满膨膨而喘咳，缺盆中痛，甚则交两手而瞀，此为臂厥，是主肺。

是主肺所生病者 咳，上气，喘，渴，烦心，胸满，臑臂内前廉痛，厥，掌中热。气盛有余，则肩背痛，风寒，汗出中风，小便数而欠；气虚则肩背痛，寒，少气不足以息，溺色变。

三、病候解析

1. 肺胀满膨膨而喘咳：肺主气，司呼吸，肺病则主气功能失常，气失宣降而逆于上，致肺部胀满。"膨膨"，气胀满貌。

2. 缺盆中痛，甚则交两手而瞀：肺胀满，肺的肃降功能失常，由于不停地喘咳，致肺部气管、支气管及小血管充血扩张而产生疼痛，而缺盆是肺部形之于外的部位，所以缺盆中痛。"甚则交两手而瞀"，按压痛处，这是患者下意识的保护性动作，在一定程度上可以缓解疼痛。"缺盆中痛，甚则交两手而瞀"属于肺胀喘咳的重症。

3. 此为臂厥：厥，本义：采石于崖，憋气发力，即气闭。臂为肺经经气循行之所，"臂厥"即是肺经经气循行不畅的状态。

4. 渴：肺气逆满，宣降失常，则津液不能输布全身，在上则表现为口渴。又金病不能生水，肺燥而为渴。

5. 烦心：肺病失于肃降之职，则相火逆于上而无所约束，躁扰心神而烦心。

6. 胸满：肺病经气失于宣发肃降，盘踞胸中而为胸满。

7. 臑臂内前廉痛，厥：臑臂内前廉为肺经经气所过之处，肺经病经气运行不畅，郁而不通，不通则"痛"、不通则"厥"。

8. 掌中热：手太阴之脉循鱼际，其络脉入掌中散于鱼际，经络阻滞肺经热邪盘郁不通而发为掌中热。

9. 肩背痛，寒：肺经循行于肩而肺脏附丽于背，当肺经经气为邪气所阻而不能通畅时则肩背痛,寒。

10. 小便数而欠:肺为水之上源,通调水道而下输膀胱,肺经病则传邪于水道膀胱,故小便频数而且不畅,属于淋证。

11. 少气不足以息,溺色变:肺气虚则少气不足以息,肺虚则生水乏力,而下输膀胱、通调水道之职失司,尿量减少,故溺色变。

（二）手阳明大肠经脉循行

一、原文

大肠　手阳明之脉,起于大指次指之端,循指上廉,出合谷两骨之间,上入两筋之中,循臂上廉,入肘外廉,上臑外前廉,上肩,出髃骨之前廉,上出于柱骨之会上,下入缺盆,络肺,下膈,属大肠。其支者,从缺盆上劲贯颊,入下齿中,还出挟口,交人中,左之右,右之左上挟鼻孔。

二、经脉病候

是动则病　齿痛,颈肿。

是主津液所生病者　目黄,口干,鼽衄,喉痹,肩前臑痛,大指次指痛不用。气有余,则当脉所过者热肿,虚则寒栗不复。

三、病候解析

1. 齿痛,颈肿:手阳明大肠经"其支者,从缺盆上颈贯颊,入下齿中,还出挟口"。经气不通,郁阻于下齿中,故而齿痛。又因"其支者,从缺盆上颈贯颊",手阳明经经气不通盘郁颈部,则颈肿。

2. 目黄,口干,鼽(qiu)衄,喉痹:手阳明经大肠也,大肠主津,大肠经热郁,熏灼津液,津液内伤而上蒸头面,故现目黄、口干、喉痹。灼伤血络而鼽衄。

3. 肩前臑痛,大指次指痛不用:"手阳明之脉,起于大指次指之端"又"上臑外前廉,上肩,出髃骨之前廉",皆循行所过,经络不通,气有余则为热肿,虚则寒栗不复。

（三）足阳明胃经经脉循行

一、原文

胃　足阳明之脉,起于鼻之交頞中,旁纳太阳之脉,下循鼻外,入上齿中,还出挟口,环唇,下交承浆,却循颐后下廉,出大迎,循颊车,上耳前,过客主人,循发际,至额颅。其支者,从大迎前下人迎,循喉咙,入缺盆,下膈,属胃,络脾。其直者,从缺盆下乳内廉,下挟脐,入气街中。其支者,起于胃口,下循腹里,下至气街中而合,以下髀关,抵伏兔,下膝膑中,下循胫外廉,下足跗,入中指内间。其支者,下廉三寸而别,下入中指外间。其支者,别跗上,入大指间,出其端。

二、经脉病候

是动则病 洒洒振寒,善伸,数欠,颜黑。病至则恶人与火,闻木声则惕然而惊,心欲动,独闭户塞牖而处,甚则欲上高而歌,弃衣而走,贲响腹胀,是为骭厥。

是主血所生病者 狂疟,温淫汗出,鼽衄,口喎,唇胗,颈肿,喉痹,大腹,水肿,膝膑肿痛,循膺、乳、气街、股、伏兔、骭外廉、足跗上皆痛,中指不用。气盛则身以前皆热,其有余于胃,则消谷善饥,溺色黄;气不足则身以前皆寒栗,胃中寒则胀满。

三、病候解析

1. 洒洒振寒,善伸,数欠,颜黑,病至则恶人与火,闻木声则惕然而惊,心欲动,独闭户塞牖而处:此句言其虚,在《素问·足阳明脉解篇》中岐伯说:"阳明者,胃脉也。胃者,土也。故闻木音而惊者,土恶木也。"其"恶人与火"者,岐伯说:"阳明主肉,其脉血气盛,邪客之则热,热甚则恶火。……阳明厥则喘而惋,惋则恶人。"故而其人"独闭户塞牖而处"。足阳明胃经阳虚,阳气不能振奋则洒洒振寒、善伸、数欠。

2. "颜黑"者,黑为水色,胃土本能克水,今胃土阳虚不能克水,而寒水反侮胃土,故现水色而颜黑。

3. 闻木声则惕然而惊:木本克土,今土虚而木乘之,故闻木声则惕然而惊。

4. 心欲动:心君属火,火本生土,今子病而盗母气,母亦病,母病则心神躁扰不宁而悸动。

5. 独闭户塞牖而处:阴气喜静,故喜独处而闭门关窗。

6. 甚则欲上高而歌,弃衣而走:此句言其实,清阳实四肢,今患者阳明经邪热炽盛,故患者善登高;邪热炽盛迷蒙心窍故胡言而歌;阳明经邪热炽盛则患者自觉燥热,故弃衣而走。

7. 贲响腹胀:足阳明经脉"其直者,从缺盆下乳内廉,下挟脐,入气街中。其支者,起于胃口,下循腹里,下至气街中而合",当阳明经气逆乱之时则腹响肠鸣、贲响腹胀。

8. 骭厥:骭,足胫也。阳明之脉自膝膑下胫骨外廉,阳明经气闭阻经脉,故胫骭厥逆。

9. 狂疟:《礼·月令》中说:孟秋之月,寒热不节,民多疟疾。《疏》曰:秋时阳气渐消,阴气方盛,惟火沴金,兼寒兼热,故有疟寒之疾。按:秋时以阳明燥金主令,故而好发狂疟。

10. 温淫汗出:多见于热入阳明,蒸淫汗出的阳明腑实证。

11. 鼽衄:"足阳明之脉,起于鼻之交頞中",热郁于足阳明而不得通泄,循经逆行,灼伤血络而成鼽衄。

12. 口㖞,唇胗:"……下循鼻外,入上齿中,还出挟口,环唇,下交承浆",胃经气血受损,气血不能向上濡养经络,颊筋无气温养则口㖞。唇胗,即口唇疮疡,以时流黄水,或痒或痛为主症,是胃经积热上攻于唇所致。

13. 颈肿:循行所过,经络气血郁而不通则颈肿。

14. 喉痹:"支者,从大迎前下人迎,循喉咙。"阳明血分郁热于咽喉而现咽喉肿痛。

15. 大腹水肿:阳明胃经病则戊土虚而不能制水,寒水反侮于胃土,故水肿。

16. 膝膑肿痛,循膺、乳、气街、股、伏兔、骭外廉、足跗上皆痛,中指不用:此皆胃经循行所过,阳明经病则经络不能畅通,所过之地无气血以濡养故而发病。

17. 气盛则身以前皆热,其有余于胃,则消谷善饥,溺色黄:阳明经循胸腹之前,"气有余,便是火",气盛郁而不畅于胸腹之前,故而身以前皆热;阳热有余于胃,则善消磨水谷、溺色黄。

18. 气不足则身以前皆寒栗,胃中寒则胀满:胃气不足胃阳虚则不能消磨运化水谷,故身以前皆寒栗,胃中寒则胀满。

(四)足太阴脾经经脉循行

一、原文

脾 足太阴之脉,起于大指之端,循指内侧白肉际,过核骨后,上内踝前廉,上踹内,循胫骨后,交出厥阴之前,上膝股内前廉,入腹,属脾络胃,上膈,挟咽,连舌本,散舌下;其支者,复从胃别上膈,注心中。

二、经脉病候

是动则病 舌本强,食则呕,胃脘痛,腹胀善噫,得后与气则快然如衰,身体皆重。

是主脾所生病者 舌本痛,体不能动摇,食不下,烦心,心下急痛,溏瘕泄,水闭,黄疸,不能卧,强立股膝内肿,厥,足大趾不用。

三、病候解析

1. 舌本强：足太阴之脉"挟咽，连舌本，散舌下"，脾病则精微物质不能循经脉上润舌本而舌强。

2. 食则呕：脾经病则脾不升清，胃不降浊，故食入于胃则呕。

3. 胃脘痛，腹胀善噫：脾病影响及胃，脾胃运化失职，胃病不能降浊则胃脘痛而腹胀善噫。

4. 身体皆重：脾主肌肉，脾主四肢，脾病则土湿，而湿性重浊，故身体皆重。

5. 舌本痛：足太阴之脉"挟咽，连舌本，散舌下"，脾经病而经脉阻滞不通，不通则痛。

6. 体不能动摇：脾经病不能升清，运化失常，湿气四溢而为水肿、体重，故体不能动摇。

7. 食不下：脾经病则脾胃运化失司，脾不能升清，胃不能降浊，故患者不思饮食，食不下咽。

8. 烦心，心下急痛：相火升腾，有赖阳明燥金敛降，今脾病及胃，而胃不能降浊，故相火躁扰于上而烦心。脾经"上膈，注心中"，脾经郁而不畅则心下急痛。

9. 溏瘕泄：脾土湿寒，不能磨化水谷，而为溏瘕泄。

10. 水闭：脾阳虚水湿不能运化、经络阻滞发为水闭。

11. 黄疸：脾土湿郁于内而土色外现，发为黄疸。

12. 不能卧：脾虚不能生血供养心神，故不能卧。

13. 强立股膝内肿，厥，足大趾不用：此皆经脉循行所过，经脉阻滞气血不畅则发为股膝内肿，厥及足大趾不用。

（五）手少阴心经经脉循行

一、原文

心　手少阴之脉，起于心中，出属心系，下膈，络小肠；其支者，从心系上挟咽，系目系；其直者，复从心系却上肺，下出腋下，下循臑内后廉，行太阴心主之后，下肘内，循臂内后廉，抵掌后锐骨之端，入掌内后廉，循小指之内出其端。

二、经脉病候

是动则病　嗌干心痛，渴而欲饮，是为臂厥。

是主心所生病者 目黄,胁痛,臑臂内后廉痛厥,掌中热痛。

三、病候解析

1. 嗌干……渴而欲饮:手少阴心经"其支者,从心系上挟咽",经络阻滞,君火失于宣通,循经躁扰咽喉,则嗌干及渴而欲饮。

2. 心痛:心经经络郁阻不通,故而心痛。

3. 目黄:手少阴心经"系目系",气郁而心火愈盛,熏灼目珠致目黄。

4. 胁痛:厥阴风木化生少阴君火,今少阴心经病,子盗母气而母病,肝木郁滞则胁痛。

5. 臑臂内后廉痛厥,掌中热痛:手少阴心经经脉循行所过,经脉不通则所属之地痛厥;经络阻滞,气郁不通化火,盘郁于掌中则掌中热痛。

(六) 手太阳小肠经脉循行

一、原文

小肠 手太阳之脉,起于小指之端,循手外侧上腕,出踝中,直上循臂骨下廉,出肘内侧两筋之间,上循臑外后廉,出肩解,绕肩胛,交肩上,入缺盆,络心,循咽,下膈,抵胃,属小肠;其支者,从缺盆循颈上颊,至目锐眦,却入耳中;其支者,别颊上𬱖抵鼻,至目内眦,斜络于颧。

二、经脉病候

是动则病 嗌痛,颔肿不可以顾,肩似拔,臑似折。

是主液所生病者 耳聋,目黄,颊肿,颈、颔、肩、臑、肘、臂外后廉痛。

三、病候解析

1. 嗌痛:小肠经"入缺盆,络心,循咽,下膈",心与小肠相表里,经络相连,心经有热下移小肠,小肠之火循经阻于咽喉则痛。

2. 颔肿不可以顾:小肠经"其支者,从缺盆循颈上颊",经脉循行过于下颌部,经隧逆乱不通阻于下颌部,"气伤痛,形伤肿",今形伤颔肿,肿甚牵引颈项,环顾则痛,故不可以顾。

3. 肩似拔,臑似折:经络气血逆乱不和,阻于肩、臑部,则"肩似拔,臑似折"。

4. 耳聋:"其支者,从缺盆循颈上颊,至目锐眦,却入耳中",经络郁阻不通则耳窍失养,故耳聋。

5. 目黄:"其支者,从缺盆循颈上颊,至目锐眦……至目内眦"小肠之火郁阻于上,熏蒸而为目黄。

6. 颊肿:小肠经从缺盆循颈上颊,经络之气滞阻于颊而为颊肿。

7. 颈、颔、肩、臑、肘、臂外后廉痛:经脉循行所过,经络滞阻,伤于气则痛,伤于形则肿,然气伤多伴形伤,故肿痛多同时出现。

(七) 足太阳膀胱经经脉循行

一、原文

膀胱 足太阳之脉,起于目内眦,上额交巅;其支者,从巅至耳上角;其直者,从巅入络脑,还出别下项,循肩髆内,挟脊抵腰中,入循膂,络肾属膀胱;其支者,从腰中下挟脊,贯臀入腘中;其支者,从髆内左右别下贯胛,挟脊内,过髀枢,循髀外,从后廉下合腘中,以下贯踹内,出外踝之后,循京骨,至小指外侧。

二、经脉病候

是动则病 冲头痛,目似脱,项如拔,脊痛,腰似折,髀不可以曲,腘如结,踹如裂,是为踝厥。

是主筋所生病者 痔,疟,狂癫疾,头囟项痛,目黄泪出,鼽衄,项、背、腰、尻、腘、踹、脚皆痛,小指不用。

三、病候解析

1. 冲头痛:太阳之脉,"上额交巅,……其直者,从巅入络脑,还出别下项",太阳寒水上泛清窍则冲头而痛。

2. 目似脱:"太阳之脉起于目内眦,太阳寒水上泛,浊阴冲逆,故目胀痛如脱。项如拔,脊痛,腰似折,髀不可以曲,腘如结,踹如裂……项痛,……项、背、腰、尻、腘、踹、脚皆痛,小指不用。"凡此皆太阳膀胱之经循行所过,经气逆乱,气血失和,经脉因为失于濡养而瘀结作痛。多为寒凝血瘀或劳伤伤于经脉,致阳气郁结不能输布温养太阳之经所致。

3. 痔:太阳之脉,其支者,从腰中下挟脊贯臀,太阳经脉郁滞,阻于臀部而病痔。

4. 疟:邪入太阳,寒热交争而病疟。

5. 狂癫疾:太阳之经,其直者,从巅入络脑,阳邪随经从巅入脑,与阳气相并,重阳为狂；阴邪随经从巅入脑，阴气相并，重阴为癫。

6. 头囟项痛：太阳之脉，"上额交巅，……其直者，从巅入络脑，还出别下项"，经络阻滞不通，故头囟项痛。

7. 目黄泪出：足太阳之脉，起于目内眦，太阳之经邪热郁阻熏蒸而为目黄，太阳之经邪热郁阻熏蒸迫泪液外出。

8. 鼽衄：目内眦内通于鼻，太阳经邪热瘀阻灼伤血络致鼽衄。

（八）足少阴肾经经脉循行

一、原文

肾 足少阴之脉，起于小指之下，邪（斜）走足心，出于然谷之下，循内踝之后，别入跟中，以上腨内，出腘内廉，上股内后廉，贯脊，属肾，络膀胱；其直者，从肾上贯肝膈，入肺中，循喉咙，挟舌本；其支者，从肺出络心，注胸中。

二、经脉病候

是动则病 饥不欲食，面如漆柴，咳唾则有血，喝喝而喘，坐而欲起，目䀮䀮如无所见，心如悬若饥状，气不足则善恐，心惕惕如人将捕之，是为骨厥。

是主肾所生病者 口热舌干，咽肿上气，嗌干及痛，烦心，心痛，黄疸，肠澼，脊股内后廉痛，痿厥嗜卧，足下热而痛。

三、病候解析

1. 饥不欲食：肾为水脏，得相火温熏而不寒，今相火浮游于上而不能潜降，则肾水寒，肾水寒导致脾土湿寒，相火在上故善饥；脾土湿寒，脾阳不振则虽饥而不欲食。

2. 面如漆柴：肾虚肾精不足，不能上荣头面故面色如漆，干枯如柴。

3. 咳唾则有血：足少阴肾经之脉，"入肺中，循喉咙，挟舌本"，肾病水寒，相火在上而不能潜降，灼伤肺络，故咳唾有血。

4. 喝喝而喘，坐而欲起：肾虚不能纳气则喘，不能平卧，喘甚则坐而欲起。

5. 目䀮䀮如无所见：肝开窍于目，肾精不足不能荣养肝木，水亏木枯则目无所养故眼睛视物不清。

6. 心如悬若饥状：少阴肾经"其支者，从肺出络心，注胸中"，肾水亏不能上济于心，心阳无以制约，冲突向上躁扰不宁则心如悬若饥状。

7. 气不足则善恐，心惕惕如人将捕之：恐为肾之志，故肾气虚不足则易恐惧不安,其甚者则心悸、心慌不宁,好像有人要来抓捕似的。

8. 口热舌干,咽肿上气,嗌干及痛:少阴肾脉入肺中,循喉咙,挟舌本。唾为肾之液,是为口津,为肾精所化,肾虚津液不能上呈,虚火循经躁扰于上,故口热舌干,咽肿上气,嗌干及痛。

9. 烦心,心痛:肾水虚不能上济于心,心火独亢则烦心,心肾不能相交,故心痛。

10. 黄疸,肠澼:肾为先天之本,脾为后天之本,今肾水病导致脾土病,脾土病则湿郁于内,而土色现于外,故病黄疸。脾为湿困,健运无权,水湿下注则病肠澼,即痢疾。

11. 脊股内后廉痛:少阴肾经"上股内后廉,贯脊,属肾",经气不通,则病气循经作痛。

12. 痿厥:肾主骨生髓,肾病精亏髓减,不能濡养经脉则病痿厥。

13. 嗜卧:肾主骨生髓,为作强之官,肾精亏少则骨痿无力而嗜卧。

14. 足下热而痛:肾经"起于小指之下,邪(斜)走足心",倘若肾阴虚无以治火,虚火流溢阻于足下,则足下热且痛。

(九) 手厥阴心包经经脉循行

一、原文

心主 手厥阴心包络之脉,起于胸中,出属心包络,下膈,历络三焦;其支者,循胸出胁,下腋三寸,上抵腋下,循臑内,行太阴少阴之间,入肘中,下臂,行两筋之间,入掌中,循中指出其端;其支者,别掌中,循小指次指出其端。

二、经脉病候

是动则病 手心热,臂肘挛急,腋肿,甚则胸胁支满,心中憺憺大动,面赤目黄,嘻笑不休。

是主脉所生病者 烦心,心痛,掌中热。

三、病候解析

1. 手心热……掌中热:厥阴心包络之脉入掌中,心包相火不能潜降,循经流溢手掌心,故曰:"手心热……掌中热。"

2. 臂肘挛急:心包络之脉入肘中,下臂,行两筋之间,手厥阴经脉病则肘臂失于濡养故肘臂挛急不伸。

3. 腋肿：手厥阴心包经"下腋三寸，上抵腋下"，经脉气血壅阻不通聚于腋下，气伤痛形伤肿，血为有形故血伤而为腋肿。

4. 甚则胸胁支满：心包经"其支者，循胸出胁"，经络气血壅滞不行，聚于胸胁，气机不畅则病胸胁支满。

5. 心中憺憺大动：心为君主之官，邪不能犯，心包代君受邪，所以《灵枢·邪客》说：诸邪之在于心者，皆在于心之包络。心包相火不能潜降，扰于包络则心中常忐忑不安。

6. 面赤目黄：赤为火色，心包相火逆于上熏灼面目则现面赤目黄。

7. 嬉笑不休：笑为心声，心气盛则嬉笑不能止，有余之病。

8. 烦心：相火躁扰于上则烦心。

9. 心痛：包络为心之宫墙，心包受邪瘀阻不通则心痛。

（十）手少阳三焦经经脉循行

一、原文

三焦　手少阳之脉，起于小指次指之端，上出两指之间，循手表腕，出臂外两骨之间，上贯肘，循臑外上肩，而交出足少阳之后，入缺盆，布膻中，散络心包，下膈，循属三焦；其支者，从膻中上出缺盆，上项，系耳后，直上出耳上角，以屈下颊至𬃊；其支者，从耳后，入耳中，出走耳前，过客主人前，交颊，至目锐眦。

二、经脉病候

是动则病　耳聋，浑浑焞焞，嗌肿喉痹。

是主气所生病者　汗出，目锐眦痛，颊痛，耳后、肩、臑、肘、臂外皆痛，小指次指不用。

三、病候解析

1. 耳聋：少阳三焦经，"系耳后，直上出耳上角，……其支者，从耳后，入耳中，出走耳前"，三焦经壅阻不通，则耳窍为之闭塞不用。

2. 浑浑焞焞：手少阳经从手走头，在头部交于足少阳经，少阳相火熏扰清窍，耳窍阻滞，故头脑不能清爽而浑浑焞焞。

3. 嗌肿喉痹：少阳相火逆于上，火盛伤阴，耗津灼络，故病则嗌肿喉痹。

4. 汗出：三焦影响全身的气化功能，若三焦病腠理开疏，相火不能潜降则蒸液外出,故汗出。

5. 目锐眦痛,颊痛,耳后、肩、臑、肘、臂外皆痛,小指次指不用:此皆循行所过,经脉壅塞不通而病痛。

（十一） 足少阳胆经经脉循行

一、原文

胆　足少阳之脉,起于目锐眦,上抵头角,下耳后,循颈,行手少阳之前,至肩上,却交出手少阳之后,入缺盆;其支者,从耳后入耳中,出走耳前,至目锐眦后;其支者,别锐眦,下大迎,合于手少阳,抵于頔,下加颊车,下颈,合缺盆,以下胸中,贯膈,络肝属胆,循胁里,出气街,绕毛际,横入髀厌中;其直者,从缺盆下腋,循胸过季胁,下合髀厌中,以下循髀阳,出膝外廉,下外辅骨之前,直下抵绝骨之端,下出外踝之前,循足跗上,入小指次指之间;其支者,别跗上,入大指之间,循大指岐骨内出其端,还贯爪甲,出三毛。

二、经脉病候

是动则病　口苦,善太息,心胁痛不能转侧,甚则面微有尘,体无膏泽,足外反热,是为阳厥。

是主骨所生病者　头痛颔痛,目锐眦痛,缺盆中肿痛,腋下肿,马刀侠瘿,汗出振寒,疟,胸、胁、肋、髀、膝外至胫、绝骨、外踝前及诸节皆痛,小指次指不用。

三、病候解析

1. 口苦:少阳相火以降为顺,今胆经病,相火逆于上则火味现而口苦。

2. 善太息:肝胆相表里,胆气顺降,肝气上升,肝胆升降正常则不病,今甲木逆而不降,乙木郁而不升则善太息。

3. 心胁痛不能转侧:少阳胆经"其支者,……以下胸中,贯膈,络肝属胆,循胁里,出气街",少阳经气郁而不畅则胁痛不能转侧。

4. 甚则面微有尘,体无膏泽:肝升胆降,循环无碍,今胆经逆而不降,相火熏灼,肝木郁而不能上荣头面,则面色如蒙灰尘;肝血不能濡润宗筋,身体失去润泽则体无膏泽。

5. 足外反热,是为阳厥:少阳之经下出外踝之前,循足跗上,入小指次指之间,少阳相火不能归经逆于足外,则足外热。少阳相火逆阻,阴阳不相交通是为阳厥。

6. 头痛颔痛,目锐眦痛:"足少阳之脉,起于目锐眦,上抵头角",病则经气不通,不通则痛作。

7. 缺盆中肿痛,腋下肿:气伤痛,形伤肿,今少阳经病,"少阳之脉,其直者,从缺盆下腋",经络瘀滞不通,故缺盆中肿痛并作。

8. 马刀侠瘿:即瘰疬,虽是外科病,亦不外经络阻塞、气滞痰凝而成。

9. 汗出振寒,疟:少阳为枢机,居于半表半里,偏于阳邪则汗出,偏于阴邪则振寒;寒热往来、阴阳交争,故发而为疟疾。

10. 胸、胁、肋、髀、膝外至胫、绝骨、外踝前及诸节皆痛,小指次指不用:此皆经脉循行所过,少阳经脉病循行不畅,则经郁作痛。经郁经气不能温养小指则小指不用。

（十二）足厥阴肝经经脉循行

一、原文

肝　足厥阴之脉,起于大指从毛之际,上循足跗上廉,去内踝一寸,上踝八寸,交出太阴之后,上腘内廉,循股阴,入毛中,过阴器,抵小腹,挟胃,属肝络胆,上贯膈,布胁肋,循喉咙之后,上入颃颡,连目系,上出额,与督脉会于巅;其支者,从目系下颊里,环唇内;其支者,复从肝别贯膈,上注肺。

二、经脉病候

是动则病　腰痛不可以俛仰,丈夫㿗疝,妇人少腹肿,甚则嗌干,面尘脱色。

是肝所生病者　胸满,呕逆,飧泄,狐疝,遗溺,闭癃。

三、病候解析

1. 腰痛不可以俛仰:肝主筋,肝病肝血虚则经筋失养,故筋脉屈伸不利、拘急挛痛,牵连腰部则不能前俯后仰作痛。

2. 丈夫㿗疝:"足厥阴之脉,……循股阴,入毛中,过阴器,抵小腹",肝病不能温养筋脉,经筋迟缓无力不能约束经脉,则丈夫阴囊肿大牵连少腹作痛。

3. 妇人少腹肿:足厥阴之脉,抵于小腹,经脉气血郁阻于少腹则少腹肿胀。

4. 甚则嗌干:肝经循喉咙之后,木枯生火,相火燔灼向上,循经躁扰咽喉,致嗌干喉燥。

5. 面尘脱色:肝经病,则木枯叶槁不能上荣头面,故面色无华,如蒙灰尘。

6. 胸满:"肝经上贯膈,布胁肋,……其支者,复从肝别贯膈,上注肺",肝郁气滞则胸胁皆满胀不舒。

7. 呕逆:肝经病则乙木郁而不升,甲木逆而不降,胃逆则吐,胆病则呕逆。

8. 飧泄:肝郁而克脾土,脾土生湿不能运化水谷,"在下则生飧泄"。

9. 狐疝:厥阴为枢机,开合失司,宗筋不固则有疝如狐出没无常。

10. 遗溺,闭癃:肝主筋,肝经"循股阴,入毛中,过阴器,抵小腹",膀胱亦受其约束而开合不失其常,今厥阴经气虚,则筋脉痿瘲约束无力,故病遗溺、癃闭。

第二章 特定穴

第一节 五输穴解

（一）手三阴经

一、手太阴肺经（阴井木）

少商（井）：拇指桡侧，指甲角旁约0.1寸处。

鱼际（荥）：第一掌骨中点桡侧，赤白肉际处。

太渊（输）：在腕掌侧横纹桡侧端，桡动脉搏动处。

经渠（经）：桡骨茎突与桡动脉之间陷中，当腕掌侧横纹上1寸处。

尺泽（合）：肘横纹中，肱二头肌腱桡侧凹陷处。（如图2-1）

1. 少商（井）：

释穴：本穴出自《灵枢·本输》，手太阴肺经井穴，五行属木。少，《说文解字》说：少，不多也。商，为五音之一，其性属金，与肺相配。少商为肺之井穴，好像水流开始的地下出泉一样，形容脉气浅小。

功能主治：解表清热，清肺利咽，苏厥开窍。

临床应用：1）解表清热：本穴善于解表清热，临床多用于治疗风热犯肺，或外邪犯肺郁而不解之症。如治疗上呼吸道感染发热、支气管炎、肺炎等。

2）清肺利咽：本穴为喉科要穴，如治疗急性扁桃体炎、咽喉肿痛、咯血等。

3）苏厥开窍：苏厥开窍是井穴治疗疾病的共性，临床对于休克、癔症、卒中神昏及痰迷心窍等效果明显，经常与十宣、十二井穴或水沟等穴合用。

针刺手法：多点刺出血，施以泻法，不灸。

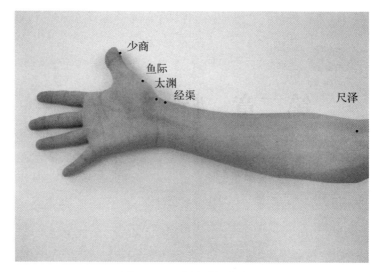

图2-1 手太阴肺经穴位图

2. 鱼际（荥）：

释穴： 本穴出自《灵枢·本输》，手太阴肺经荥穴，五行属火。际，《说文解字》说：际，壁会也。两墙相合之缝也。——段玉裁注。本穴所处位置正当第一掌骨掌侧赤白肉际处，状如鱼腹隆起，古有手鱼之称，故称鱼际。

功能主治： 清热开窍，利咽消肿，养阴润肺。

临床应用： 1）清热开窍，利咽消肿：本穴善于治疗咽喉肿痛、喑哑及急性腮腺炎等，如《铜人》谓：忽腮颔肿大如升，喉中闭塞。即此之谓。

2）养阴润肺：本穴五行属火，火实克肺金使肺燥，泻之则肺不受其克，故能润肺而养阴。

针刺手法： 直刺0.5～1寸，多施以泻法，一般不灸。

3. 太渊（输）：

释穴： 太渊穴首见于《灵枢·本输》。手太阴肺经输（原）穴，五行属土。太，大也。——《广雅·释诂一》。渊，回水也。——《说文解字》。是水打漩涡的地方，一般这些地方的水会比较深。此处是人体脉气汇聚茂盛之地，故称太渊。

功能主治： 调理肺气、通调血脉，祛风、清肺化痰，宣肺止咳。

临床应用： 1）调理肺气、通调血脉：太渊为手太阴肺脉所注之输土穴，又为肺脏原气所出入之原穴。中医说：肺主气而朝百脉，百脉会于太渊。所以，针刺本穴能调节肺气、通调血脉。

2）祛风、清肺化痰，宣肺止咳：临床多用于咳嗽、咳痰，肺胀及咽痛、胸痛胸满；乳痛等。

针刺手法：直刺0.3～0.5寸，多施以补法或泻法，或平补平泻。注意针刺时应避开桡动脉。禁用瘢痕灸。

4. 经渠（经）：

释穴：经渠穴首见于《灵枢·本输》。手太阴肺经经穴，五行属金。《灵枢·九针十二原》说："所行为经"。渠，水所居也。——《说文解字》。经气至此，犹如通渠之流水经过，故名"经渠"。

功能主治：宣肺利咽，降逆平喘。

临床应用：1）宣肺利咽：用于治疗胸痛胸闷、呼吸不畅及咽喉肿痛等。

2）降逆平喘：本穴常用于治疗肺气上逆之气管炎、支气管炎、哮喘，以及由膈肌痉挛引起的呃逆等。

针刺手法：直刺0.3～0.5寸，局部酸胀感；注意针刺时应避开桡动脉。禁灸。

5. 尺泽（合）：

释穴：尺泽穴首见于《灵枢·本输》。手太阴肺经合穴，五行属水。尺，言此处至寸口约一尺；泽，下而有水曰泽，言润泽也。——《释名》。本穴恰当手太阴肺经脉气所入之合穴，五行性属水，故名尺泽。

功能主治：清热宣肺，凉血。

临床应用：1）清热宣肺，凉血：本穴五行属水，乃为金之子，根据实则泻其子的治疗原则，本穴为治疗肺经实热之要穴。临床主要用于急性病和热性病，如鼻衄、咯血、胸胁胀满、咳嗽、哮喘、咽喉肿痛等。

2）其他，本穴与其他穴位，如曲池、手三里配伍，可以治疗肘臂挛痛。

针刺手法：直刺0.5～1寸，或点刺出血，可灸。

二、手厥阴心包经（阴井木）

中冲（井）：手中指末节尖端中央。

劳宫（荥）：掌心，二、三掌骨中间，握拳时中指尖下是穴。

大陵（输）：腕掌侧横纹正中，掌长肌腱与桡侧腕屈肌腱之间。

间使（经）：曲泽与大陵连线上，腕横纹上3寸，掌长肌腱与桡侧腕屈肌腱间。

曲泽（合）：肘横纹中，肱二头肌腱尺侧。（如图2-2）

1. 中冲（井）：

释穴：中冲穴首见于《灵枢·本输》。手厥阴心包经井穴，五行属木。中，和也。——《说文解字》；又，中，不偏也。冲，用水浇注或直上之谓"冲"，有冲要、通达之

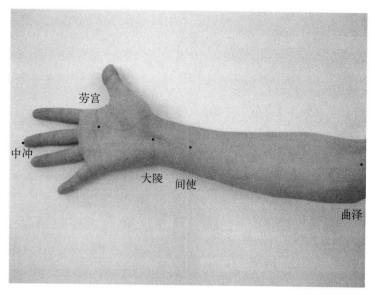

图2-2 手厥阴心包经穴位图

义。因本穴位于五指之中,为手厥阴心包经之重要穴位,中和冲要之地,故名"中冲"。

功能主治：苏厥醒神,宽胸开窍,清心泄热

临床应用：1）苏厥醒神：本穴为临床急救的要穴,常用于昏厥休克、猝死的抢救,并常与内关穴、水沟穴及其他井穴配合使用,有起死回生之效。

2）宽胸开窍：本穴临床常用于治疗心脏疾患,如由冠心病引起的心绞痛、心胸憋闷,及用于神昏、意识不清等。

3）清心泻热：本穴能清心泻火,临床常用于清泻营分郁热或心包邪热,及中暑、舌强不语、咽喉肿痛等。

针刺手法：浅刺0.1～0.2寸,多点刺出血,多施以泻法,不灸。

2. 劳宫（荥）：

释穴：劳宫穴首见于《灵枢·本输》。手厥阴心包经荥穴,五行属火。宫,室也。——《说文解字》。"手任劳作,穴在掌心",有如宫室,故曰"劳宫"。

功能主治：清心泻热,开窍醒神,消肿止痒。

临床应用：1）清心泻热：本穴不仅为治疗心经实热之常用穴,还常用于治疗阴虚火旺所致的五心烦热、心烦不安,及虚火上扰所致的心神不宁、失眠等,可以降心火而安心神。

2）开窍醒神：多用于治疗心火上炎、邪热闭阻心包或痰火蒙闭清窍所致的闭症、神昏、意识不清等。

3）消肿止痒：本穴功能凉血息风、润燥，可用于治疗风火牙痛，及血热、血燥生风所致的皮肤瘙痒等。

4）其他：经常按压本穴，有强壮心脏的作用。

针刺手法：直刺0.3～0.5寸，多施以泻法，不灸。

3. 大陵（输）：

释穴：大陵穴首见于《灵枢·本输》。手厥阴心包经输（原）穴，五行属土。陵，大阜也。——《说文解字》。即大土丘之谓。因本穴五行属土，故以"大陵"命名来表现土的特性。

功能主治：宁心安神，和营通络，宽胸理气。

临床应用：1）宁心安神：临床常用于神经衰弱、失眠的治疗，有很好的治疗作用。

2）和营通络，宽胸理气：大陵穴常用于治疗循环系统疾病，如治疗冠心病、心肌炎、心动过速等引起的心胸闷痛、刺痛、心悸等。

3）其他：除了治疗手腕局部的筋伤，有报道称，本穴对治疗足跟痛效果良好。

针刺手法：直刺0.3～0.5寸，多施以泻法，或平补平泻。

4. 间使（经）：

释穴：间使穴首见于《灵枢·本输》。手厥阴心包经经穴，五行属金。别名鬼路，《医宗金鉴》云："有如鬼神行使其间，因名间使。"

功能主治：宽胸理气，和胃通络，清心安神，截疟。

临床应用：1）宽胸理气：常用于治疗因风湿性心脏病、心绞痛、心肌炎、心脏内膜炎等引起的胸闷不舒、呼吸不畅等。

2）和胃通络：本穴善于调理肠胃，常用于治疗气机不利所致的胃脘痛、胸胁疼痛等，可以疏利气机。

3）清心安神：针刺间使穴可以治疗心悸、心神不宁等。

4）其他：本穴有祛邪截疟之功，常用于疟疾治疗。

针刺手法：直刺0.5～1寸，多施以泻法，或平补平泻。

5. 曲泽（合）：

释穴：曲泽穴首见于《灵枢·本输》。手厥阴心包经合穴，五行属水。曲，《玉篇》说："曲，不直也。"泽，下而有水曰泽，言润泽也。——《释名》。本穴与尺泽同处肘窝弯曲之中，故名。

功能主治：清热凉血、解毒，活血舒筋。

临床应用：1）清热凉血、解毒：本穴善清血中热盛，邪毒攻心所致的烦躁不安、神昏谵语，或斑疹等。

2) 活血舒筋:可用于治疗热壅血瘀所致的心胸憋闷、疼痛或刺痛。

3) 其他:如对肘臂挛痛等病症有局部的治疗作用。

针刺手法:直刺0.6～1寸,或三棱针点刺放血。

三、手少阴心经(阴井木)

少冲(井):小指桡侧端,指甲角旁约0.1寸处。

少府(荥):手掌面第四、五掌骨中间,握拳时小指尖所点之处。

神门(输):腕掌侧横纹尺侧端,尺侧腕屈肌腱桡侧陷中。

灵道(经):前臂掌侧,尺侧腕屈肌腱桡侧,腕横纹上1.5寸。

少海(合):屈肘,肘横纹内侧端与肱骨内上髁连线的中点处。(如图2-3)

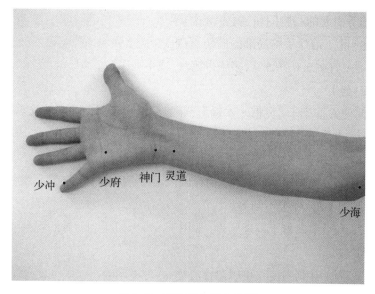

图2-3 手少阴心经穴位图

1. **少冲(井):**

释穴:少冲穴首见于《针灸甲乙经》。手少阴心经井穴,五行属木。冲,用水浇注或直上之谓"冲",有冲要、通达义。因本穴位于小指之端,为手少阴心经之要穴,是为冲要之地,故名"少冲"。

功能主治:清热息风,开窍醒神。

临床应用:1)清热息风:本穴有清热之功,常用于治疗心经实热之症,如热病、心痛、高热及小儿惊厥的治疗,可以清热而息风。

2）开窍醒神：临床常用于治疗休克、昏迷、心胸刺痛或闷痛等，可以开郁闭之窍而醒神。

3）其他：本穴可用于治疗喉炎、肋间神经痛等。

针刺手法：用三棱针点刺出血，多施以泻法。

2. 少府（荥）：

释穴：少府穴首见于《针灸甲乙经》。手少阴心经荥穴，五行属火。少，小也。府，文书藏也。——《说文解字》。有聚集收藏之义。本穴位于掌中，为手少阴心经经气所藏聚之所，故名"少府"。另外，少府本为官名，始于战国，秦汉相袭，为九卿之一，掌山海地泽收入和皇室手工业制造，为皇帝的私府。本穴五行属火，为心君私府故名。

功能主治：清心泻火。

临床应用：清心泻火：本穴五行属火，功善清心而泻火，常用于治疗胸闷胸痛，心悸心慌，小便不利，掌心热等，为治疗心火亢盛所致诸症之常用穴。

针刺手法：直刺0.3～0.5寸，多施以泻法，不灸。

3. 神门（输）：

释穴：神门穴首见于《针灸甲乙经》。手少阴心经输（原）穴，五行属土。神，天神，引出万物者也。——《说文解字》。门，《玉篇》说：人所出入也。心藏神，本穴为心神出入之门户，故名"神门"。

功能主治：清心泻火，养血安神。

临床应用：1）清心泻火：本穴在五输穴中，五行属土，乃火之子，根据实则泻其子的治疗原则，为治疗心神疾病的要穴，多用于阴虚火旺、虚火上炎之心烦、心悸、怔忡、失眠、健忘等。

2）养血安神：常用于治疗心血不足之症，如心悸、面色少华、失眠等。

3）其他：治疗腕关节软组织损伤。

针刺手法：直刺0.3～0.5寸，多施以平补平泻或泻法，少灸。

4. 灵道（经）：

释穴：灵道穴首见于《针灸甲乙经》。手少阴心经经穴，五行属金。《风俗通》上说：灵者，神也。道，所行道也。——《说文解字》。穴属手少阴心经，心本藏神之脏，本穴为神灵所行之道，故曰"灵道"。

功能主治：宁心安神，活血通络。

临床应用：1）宁心安神：常用于治疗心悸、怔忡、失眠等症。

2）活血通络：本穴有活血通络之功，临床多用于治疗冠心病、心绞痛等由心血管疾病引起的血络瘀滞。临床有报道称，冠心病心绞痛患者，在发作时，用拇指按压灵道穴可有明显压痛,用拇指按揉灵道穴可以缓解因冠心病、心绞痛引起的疼痛。

针刺手法:直刺0.5～0.8寸,多施以平补平泻法。

5. 少海(合):

释穴:少海穴首见于《针灸甲乙经》。手少阴心经合穴,五行属水。少,小也。海,天池也,以纳百川者。——《说文解字》。少海穴位手少阴心经五输穴之合穴,乃百川所聚,故名"少海"。

功能主治:益心安神,活血通络、止痛。

临床应用:1)益心安神:本穴常用于治疗神志疾病,如神经衰弱、失眠、精神分裂症及头痛等。

2)活血通络、止痛:本穴常用于治疗因血络瘀滞不畅所引起的疼痛,如三叉神经痛、上肢痹症疼痛等。

针刺手法:直刺0.5～1寸,多施以平补平泻法或泻法。

（二） 手三阳经

一、手阳明大肠经(阳井金):

商阳(井):食指桡侧,指甲角旁0.1寸处。

二间(荥):握拳,在食指桡侧掌指关节前凹陷中。

三间(输):握拳,在第二掌骨小头桡侧后凹陷中。

合谷(原):手背,第一、二掌骨间,当第二掌骨中点桡侧。

阳溪(经):腕背横纹桡侧端,当拇短伸肌腱与拇长伸肌腱之间凹陷中。

曲池(合):屈肘呈直角,肘横纹桡侧端与肱骨外上髁连线中点。(如图2-4)

1. 商阳(井):

释穴:商阳穴首见于《灵枢·本输》。手阳明大肠经井穴,五行属金。商乃五音之一,其性属金,与肺相配。而肺与大肠相表里,同为金性。肺为阴金,大肠为阳金,故名商阳。

功能主治:清热解毒,开窍醒神。

临床应用:1)清热解毒:现代临床常用于治疗咽炎、急性扁桃体炎、牙痛、耳聋、口腔炎及腮腺炎等,有清热解毒之效。

2)开窍醒神:本穴为十二井穴之一,有开窍醒神之能。尤其是热闭神昏等的治疗,常用于治疗胸闷不舒、昏迷等。

针刺手法:用三棱针点刺出血,多施以泻法。

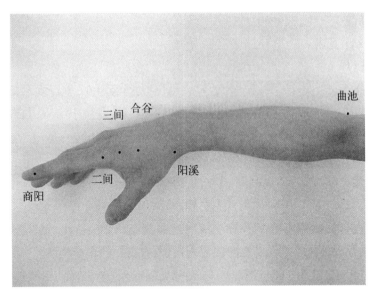

图2-4　手阳明大肠经穴位图

2. 二间（荥）：

释穴：二间穴首见于《灵枢·本输》。手阳明大肠经荥穴，五行属水。间，空隙也。本穴是足阳明经第二个穴位，位于第二掌指关节前的空隙之中，故曰"二间"。

功能主治：清热消肿、开窍。

临床应用：1）清热消肿、开窍：本穴五行属水，可以清泻阳明经热，尤其善于治疗由阳明经热或肺肠积热引起的五官诸窍之疾，临床主要用于治疗咽喉肿痛、牙龈肿痛、鼻衄、颌肿、食积、便秘等。

2）其他：用于治疗食指屈伸不利等。

针刺手法：直刺0.2～0.3寸，多施以泻法。

3. 三间（输）：

释穴：三间穴首见于《灵枢·本输》。手阳明大肠经输穴，五行属木。间，空隙也。本穴是足阳明经第三个穴位，位于第二掌指关节后的空隙之中，故曰"三间"。

功能主治：清热通腑，通利关节，止痛利咽。

临床应用：1）清热通腑：临床用于治疗阳明俯实证，腹满痛、唇焦口干及热结旁流症。

2）通利关节：根据循行所过、主治所及的原则，本穴对于治疗颈椎病、肩周炎所引起的肩颈不适、活动受限效果良好。

3）止痛利咽：本穴常用于治疗大肠经郁热不解，浊热上熏所引起的咽喉肿痛、喉痹、龋齿肿痛等。

针刺手法：直刺0.3～0.5寸，多施以泻法。

4. 合谷（原）：

释穴：合谷穴首见于《灵枢·本输》。手阳明大肠经原穴，五行属木。《说文解字》说：合，合口也。《韵会》说：两山间流水之道也。合谷穴正位于第一、二掌骨之间，拇指、食指张开时可见于凹槽处，恰似合口之谷，按取类比像的方法，名曰"合谷"。

功能主治：疏风、清热解表，镇静止痛，通经活络。

临床应用：1）疏风、清热解表：本穴是治疗外感表证、急性热病的常用穴，广泛用于治疗感冒、发烧、咽痛、扁桃体炎及头痛等。

2）镇静止痛：常用于治疗牙痛、三叉神经痛、面肌痉挛、落枕、急性腰扭伤及痛经等，本穴是头颈部外科手术针刺麻醉的主要穴位，有良好的止痛效果。

3）通经活络：常用于治疗耳鸣、耳聋、鼻炎、闭经、腕关节痛、落枕等因经络不通引起的疼痛不适，有通经活络之效。

针刺手法：直刺0.5～1寸，或用透穴法，透劳宫、后溪，多施以泻法。

5. 阳溪（经）：

释穴：阳溪穴首见于《灵枢·本输》。手阳明大肠经经穴，五行属火。溪，山渎无所通者。——《说文解字》。也就是说，存在于山间而不与外界沟通的小河沟就叫"溪"。阳，是阳气、阳经之谓，且该穴五行属火，亦属阳类。阳溪穴位于腕背横纹桡侧，当拇短伸肌腱与拇长伸肌腱之间的凹陷中，就像一条小溪，乃阳气之溪也，故名"阳溪"。

功能主治：清热疏风，舒筋利节。

临床应用：1）清热疏风：本穴有清热疏风之效，针刺本穴，泻之则祛热病之心烦；除咽喉肿痛、鼻塞、鼻炎、胸闷及耳鸣、耳聋等。

2）舒筋利节："阳气者，……柔则养筋"，针刺阳溪穴，用补法，可以治疗腕关节周围软组织疾病，及肘臂不举等。

针刺手法：直刺0.3～0.5寸，根据补虚泻实的原则，虚则补之，实则泻之，不虚不实则平补平泻。

6. 曲池（合）：

释穴：曲池穴首见于《灵枢·本输》。手阳明大肠经合穴，五行属土。曲，不直也。——《玉篇》。池，停水曰池。——《广韵》。当肘部弯曲时，在曲池穴处形成一浅凹，犹如浅池一般。且曲池穴是手阳明大肠经的合穴，乃是水流合入之处，脉气盛大之地，故曰"曲池"。

功能主治：解表清热，祛风止痒，调理肠胃，理气活络。

临床应用：1）解表清热：本穴对于治疗由外感表证引起的发热、咽喉肿痛等效果良好,常用于治疗流行性感冒、扁桃体炎等。

2）祛风止痒：因本穴有解表清热、祛风止痒之功,且能调和气血。所以,针刺曲池穴治疗因血热或外感风邪引起的荨麻疹及皮炎引起的皮肤瘙痒等,效果明显。

3）调理肠胃：本穴可以祛除大肠经之湿热,常用于治疗由急性肠胃炎引起的腹痛吐泻。

4）理气活络：常用于治疗上肢不遂、手臂肿痛、屈伸不利等。

针刺手法：直刺1～1.5寸,调理肠胃、理气活络多平补平泻；解表清热、祛风止痒常用泻法或三棱针点刺放血。

二、手少阳三焦经（阳井金）

关冲（井）：第四指尺侧,指甲角旁0.1寸处。

液门（荥）：手背第四、五指间,指蹼缘后方赤白肉际处。

中渚（输）：手背第四、五掌指关节间后凹陷中,液门穴后0.1寸,握拳取穴。

阳池（原）：腕背横纹中,指伸肌腱的尺侧缘凹陷中。

支沟（经）：阳池与肘尖连线上,腕背横纹上3寸,尺骨与桡骨之间。

天井（合）：屈肘,当肘尖直上1寸凹陷处。（如图2-5）

1. 关冲（井）：

释穴：关冲穴首见于《灵枢·本输》。手少阳三焦经井穴,五行属金。《说文解字》说：关,以木横持门户也。现代的解释是要塞、出入的要道。冲,为冲要之谓。本穴乃是急救要穴之一,故名为“关冲”。

功能主治：开窍醒神,清热消肿、利咽。

临床应用：1）开窍醒神：本穴为十二井穴之一,有开窍醒神之功,是治疗休克、昏厥的常用穴。

2）清热消肿、利咽：因其清热之力,常用于治疗热病、咽喉肿痛、目赤肿痛等。

针刺手法：多用三棱针点刺放血,属于泻法。一般不灸。

2. 液门（荥）：

释穴：液门穴首见于《灵枢·本输》。手少

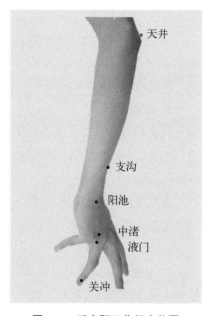

图2-5　手少阳三焦经穴位图

阳三焦经荥穴,五行属水。三焦者,决渎之官,水道出焉。液是形声字,从水,从夜。夜即黑夜,引申为看不见,通俗地说,是水在看不见的地方流动为液,属于阴性的物质。液门穴为三焦经水气出入之门户,故名"液门"。

功能主治: 清利三焦、消肿止痛,通络止痛。

临床应用: 1) 清利三焦、消肿止痛:常用于治疗少阳相火不降,郁积于上,所致头面五官疾病,本穴能清利头目且消肿止痛,如头痛、咽喉肿痛、耳鸣耳聋、牙龈肿痛等。

2) 通络止痛:常用于治疗软组织损伤,如手背肿痛,手臂肌肉痛,颈椎病、肩周炎等。

针刺手法: 直刺或斜刺0.3～0.5寸,也可以用三棱针点刺放血,多施以泻法,不灸。

3. 中渚(输):

释穴: 中渚穴首见于《灵枢·本输》。手少阳三焦经输穴,五行属木。中者,和也,——《说文解字》,不偏之谓中。渚,《说文解字》说:小洲曰渚。即水中小洲。本穴正当五输穴之中,又位于第四、五掌骨之间凹陷中,"所注为输",经气流至本穴脉气渐盛,渐深,犹如水中小洲,故名"中渚"。

功能主治: 清热泻火,通络开窍。

临床应用: 1) 清热泻火:本穴性善通调,乃是三焦经五输穴之输穴,五行属木,木郁则生风化火,所以针刺本穴,用泻法,可以舒畅风木,以泻三焦相火。常用于治疗耳聋耳鸣、头晕头痛、咽喉肿痛等头面五官之疾。

2) 通络开窍:本穴善于清泻肝胆火热而宣通开窍,用于治疗耳聋、目赤肿痛,视物不清、头晕头胀,及四肢麻木、肘臂红肿疼痛等。

针刺手法: 直刺0.3～0.5寸,多施以泻法,不灸。

4. 阳池(原):

释穴: 阳池穴首见于《灵枢·本输》。手少阳三焦经原穴,五行属木。池,《广韵》上说:停水曰池。阳池位于腕背横纹之凹陷中,蓄涵人体真元之气,故而得名"阳池"。

功能主治: 和解少阳,通利三焦,舒筋通络。

临床应用: 1) 和解少阳:本穴和解少阳,扶正祛邪,治邪在半表半里之寒热往来症,如疟疾等。

2) 通利三焦:本穴为手少阳三焦经之原穴,乃是本源真气经过和留止之地。能扶助正气,祛除邪气,故针之能调理三焦。

3) 通络舒筋:阳池穴因为能激发人体正气,疏通经络,常用于治疗因为少阳经气阻滞引起的软组织疾病,如腕部损伤、手臂肿痛、肩颈部活动不利,疼痛等,可以疏理筋络,通利少阳经气,止痛效果良好。

针刺手法:直刺0.3～0.5寸,多施以泻法或平补平泻。

5. 支沟(经):

释穴:支沟穴首见于《灵枢·本输》。手少阳三焦经经穴,五行属火。支,古通"肢"。此处指上肢;沟,水渎。——《说文解字》。水沟或小渠之谓沟。因本穴位于尺桡骨之间两筋凹槽中,形如水沟,"所行为经",脉气至此,犹如流水之通渠而过,故名"支沟"。

功能主治:清利三焦,通腑降逆。

临床应用:1)清利三焦,通腑降逆:本穴为治疗气机不调所致诸症之要穴,对于治疗习惯性便秘、胁痛、腹满痛、闭经、耳聋耳鸣,咽喉肿痛、目赤目痛等,因于三焦气机不降,腑气不通者,皆有良效。

2)其他:用于治疗上肢麻痹、肩背疼痛及急性腰扭伤等软组织疾患。

针刺手法:直刺0.5～1寸,多施以平补平泻,或泻法。不宜灸。

6. 天井(合):

释穴:天井穴首见于《灵枢·本输》。手少阳三焦经合穴,五行属土。宅院中房子和房子或房子和围墙所围成的露天空地曰"井"。该穴在肘尖直上1寸,屈肘时呈一凹陷,与四周相比,状如天井,故而得名。

功能主治:清热泻火,散结通络。

临床应用:1)清热泻火:本穴为手少阳三焦经脉气所入之合穴,五行属土,根据实则泻其子的原则,对于三焦相火之郁结于上而不能潜降者,或痰热上扰所引起的痰热证,针刺天井穴,用泻法,可以清热泻火,如心悸心痛、头胀头痛、扁桃腺炎、眼睑红肿、咽喉疼痛以及瘰疬、癫痫等。

2)散结通络:本穴常用于治疗落枕、肘关节及上肢软组织损伤。

针刺手法:直刺0.5～1寸。多施以泻法,或平补平泻。可灸。

三、手太阳小肠经(阳井金)

少泽(井):小指尺侧,指甲角旁0.1寸处。

前谷(荥):微握拳,第五掌指关节前尺侧,掌指横纹头赤白肉际处。

后溪(输):微握拳,第五掌指关节后尺侧,掌指横纹头赤白肉际处。

腕骨(原):俯掌,第五掌骨基底与钩状骨间凹陷中,赤白肉际处。

阳谷(经):腕背横纹尺侧端,当尺骨茎突与三角软骨间凹陷中。

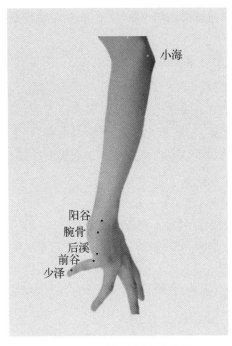

图2-6　手太阳小肠经穴位图

小海（合）：肘内侧，当尺骨鹰嘴与肱骨内上髁之间凹陷处。（如图2-6）

1. 少泽（井）：

释穴：少泽穴首见于《灵枢·本输》。手太阳小肠经之井穴，五行属金。少者，小也；泽，下而有水曰泽，言润泽也。——《释名》。"所出为井"，本穴脉气尚浅小，故曰"少泽"。

功能主治：开窍醒神，清热利咽，活络通乳。

临床应用：1）开窍醒神：本穴是十二井穴之一，有开窍醒神之功，常用于阳热郁闭于上的治疗，如热病昏迷、头痛、耳鸣耳聋等。

2）清热利咽：本穴具有清热之功，常用于治疗热壅郁闭的实热症，如扁桃体炎、咽炎、目赤肿痛等。

3）活络通乳：用于治疗热壅乳郁、经络阻塞引起的乳腺炎、乳痈及乳汁分泌不足等。

针刺手法：三棱针点刺放血，多施以泻法。

2. 前谷（荥）：

释穴：前谷穴首见于《灵枢·本输》。手太阳小肠经之荥穴，五行属水。谷，两山间流水之道也。——《韵会》。因本穴位于手小指本节之前的凹陷中，有如溪谷故而得名。

功能主治：清利头目，通经活络。

临床应用：1）清利头目：常用于治疗因外感风热引起的头面之疾，如头晕头痛、咽喉肿痛、耳鸣等。

2）通经活络：本穴性能清散，治疗因气血运行不畅所引起的手指麻木、手臂神经痛及因热壅经络阻滞引起的乳腺炎、产后无乳等。

针刺手法：直刺0.2～0.3寸，多施以泻法或平补平泻法。

3. 后溪（输）：

释穴：后溪穴首见于《灵枢·本输》。手太阳小肠经之输穴，五行属木。后，相对于前而言；溪，山渎无所通者。——《说文解字》。当微握拳，第五指掌关节后尺侧的远侧，掌横纹头赤白肉际处是本穴，位于前谷之后，微握拳时，掌横纹头有如溪谷一般，故得名"后溪"。

功能主治：通督止痛、舒筋解痉，解表清热。

临床应用：1）通督止痛、舒筋解痉：本穴是八脉交会穴之一，通于督脉，是急性腰扭伤的效穴，常用于治疗落枕、肩背恶寒、僵硬不舒等，有通督舒筋、解痉止痛之良效。

2）解表清热：宣通督脉阳气，驱散寒邪且清表热，治疗由外感风寒所引起的项背强痛不舒、无汗恶寒等。

针刺手法：直刺0.5～1寸，多施以泻法或平补平泻。

4. 腕骨（原）：

释穴：腕骨穴首见于《灵枢·本输》。手太阳小肠经之原穴，五行属木。腕骨穴是以解剖位置命名的，因本穴位于腕部外侧，当第五掌骨基底与钩骨之间的凹陷处，故而得名"腕骨"。

功能主治：清热利湿，疏导经气。

临床应用：1）清热利湿：临床用于治疗由湿热内蕴所致肝胆瘀滞、经气不舒，如胁痛、黄疸、疟疾、热病及口黏口苦、乏力等。

2）疏导经气：本穴可用于疏导局部经气，治疗指腕拘急疼痛、活动不利，及头痛项强等。

针刺手法：直刺0.3～0.5寸，多施以泻法或平补平泻。不灸。

5. 阳谷（经）：

释穴：阳谷穴首见于《灵枢·本输》。手太阳小肠经之经穴，五行属火。谷，两山间流水之道也。——《韵会》。本穴位于阳经，五行属性为阳，在豌豆骨与尺骨茎突之间陷中，为阳气之谷，故得名"阳谷"。

功能主治：清热泻火，通经活络。

临床应用：1）清热泻火：本穴治疗小肠经郁而不解，火热上扰所致目眩头痛、耳鸣耳聋、牙龈肿痛、口腔溃疡，及腮腺炎等，刺之可以清泻小肠经邪热。

2）通经活络：用于治疗腕部软组织损伤、尺神经损伤等。

针刺手法：直刺0.3～0.5寸，多施以泻法或平补平泻。不灸。

6. 小海（合）：

释穴：小海穴首见于《灵枢·本输》。手太阳小肠经之合穴，五行属土。海，天池也，以纳百川者。——《说文解字》。本穴为手太阳小肠经五输穴之合穴，"所入为合"犹如水流合入海也，故曰"小海"。

功能主治:清热祛风,舒筋通络。

临床应用:1)清热祛风:临床常用于治疗咽喉肿痛,牙龈肿痛及风眩头痛等因于小肠经风热上扰所致诸症。

2)舒筋通络:常用于治疗肘臂挛痛、屈伸不利等。

针刺手法:直刺0.3～0.5寸,多施以平补平泻法。

(三) 足三阳经

一、足阳明胃经(阳井金)

厉兑(井):足第二趾末节外侧,趾甲角旁0.1寸处。

内庭(荥):足背,第二、三趾间缝纹端赤白肉际处。

陷谷(输):足背,第二、三跖骨结合部前方凹陷处。

冲阳(原):足背最高处,当拇长伸肌腱与趾长伸肌腱之间足背动脉搏动处。

解溪(经):足背与小腿交界处横纹中央凹陷处,拇长伸肌腱与趾长伸肌腱之间。

足三里(合):小腿前外侧,犊鼻下3寸,距胫骨前缘一横指。(如图2-7)

1. 厉兑(井):

释穴:厉兑穴首见于《灵枢·本输》。为足阳明胃经之井穴,五行属金。厉,本义是磨刀石,《说文解字》上说:旱石者,刚于柔石者也,字亦作厉。后引申为危险的意

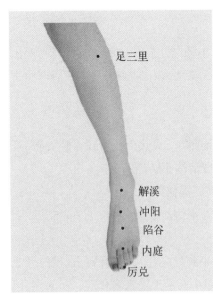

图2-7 足阳明胃经穴位图

思。兑,兑者悦也,是八卦之一,兑卦。在八卦之中,兑卦是一个喜悦之卦。本卦上泽与下泽相叠,两泽相连,上下交流,上下相和,欢欣喜悦,凡事顺心。本穴善清胃火、清热开窍,使临于危险而能得到喜悦,故而得名"厉兑"。

功能主治:清胃泻火,清热开窍。

临床应用:1)清胃泻火:本穴五行属金,为胃土之子,根据"实则泻其子"的原则,本穴善于清泻胃中实火,是治疗胃火、牙痛的特效穴。本穴还常用于治疗口臭、牙痛、牙龈出血、咽喉肿痛等。

2)清热开窍:本穴为十二井穴之一,善于清热开窍、泻火安神,常用于治疗胃火上攻所致的神志病,如烦躁多梦、癫狂、晕厥等。

针刺手法：本穴施以泻法，多用三棱针点刺出血。

2. 内庭（荥）：

释穴：内庭穴首见于《灵枢·本输》。为足阳明胃经之荥穴，五行属水。"庭，宫中也。"——《说文解字》。本穴主治在内在里之疾，善清胃火，故名"内庭"。

功能主治：清胃火，化积滞。

临床应用：1）清胃火，化积滞：根据《难经·六十八难》，关于"荥主身热"的原则，本穴善于清泻胃火，凡属于胃火引起的疾病，诸如牙痛、口臭、烦躁、鼻衄、胃酸、咽喉痛及腹胀满、便秘等，疗效可靠。

2）其他：本穴可用于治疗足背肿痛、跖趾关节痛等局部软组织损伤。

针刺手法：斜刺0.3～0.5寸，多施以泻法。

3. 陷谷（输）：

释穴：陷谷穴首见于《灵枢·本输》。为足阳明胃经之输穴，五行属木。陷，是相比较于高而言，是高之下也。《说文解字》中说：陷，高下也。一曰陊也；谷，两山间流水之道也。——《韵会》。本穴正当足背第二、三跖骨结合部前方凹陷之处，故名"陷谷"。

功能主治：和胃化湿，利水消肿。

临床应用：1）和胃化湿，利水消肿：《难经·六十八难》上说：输主体重节痛。本穴常用于治疗脾胃运化失职，水湿不能运化所致的胸脘满闷不舒、呃逆、腹痛胀满、呕吐、肠鸣泻痢、面目浮肿、足背肿痛等。

2）其他：局部取穴可以用于治疗足阳明经经络阻滞所引起的足踝肿痛、屈伸不利等。

针刺手法：直刺或斜刺0.3～0.5寸，多施以平补平泻法。

4. 冲阳（原）：

释穴：冲阳穴首见于《灵枢·本输》。为足阳明胃经之原穴，五行属木。冲，是直上的，向上钻的；本穴为足阳明胃经本原真气生发之地，故名"冲阳"。

功能主治：和胃化痰，通络安神。

临床应用：1）和胃化痰：本穴化湿降浊，用于治疗胃脘痛、腹胀、癫狂、癫痫、痿厥、腹满身重、善呕、足痿无力等。

2）通络安神："胃不和则卧不安"，本穴用于治疗痰饮停滞所引起的失眠不寐，可以化湿浊，通络而安神。

3）其他：局部取穴治疗足踝扭伤、风湿性关节炎。另外，也有应用本穴治疗网球肘、牙痛的报道。

另外,本穴还常用作危重患者和脉管炎患者的重要脉诊部位。

针刺手法:直刺0.3～0.5寸,多施以平补平泻法。禁艾炷灸。

5. 解溪(经):

释穴:解溪穴首见于《灵枢·本输》。为足阳明胃经之经穴,五行属火。解,判也。——《说文解字》。"解"字,从刀,判牛角,表示用刀把牛角剖开。因为胃经的地部经水由本穴解散,流向四方,故名"解溪"。

功能主治:清胃泻火、化痰除湿,舒筋活络。

临床应用:1)清胃泻火、化痰除湿:解溪穴善于清泻胃经火热,化痰除湿,临床多用于治疗因胃火上炎或痰湿阻滞引起的头疼眩晕、头面浮肿、血压升高、目赤肿痛、牙痛、胃热谵语、腹胀、便秘等。

2)舒筋活络:本穴用于治疗踝关节周围的软组织损伤、足下垂、膝痛、足胫虚肿等。

针刺手法:直刺0.5～0.8寸,多施以泻法或平补平泻法。一般不灸。

6. 足三里(合):

释穴:足三里穴首见于《圣济总录》,《灵枢·本输》谓之"下陵",为足阳明胃经之合穴,五行属土。《说文解字》说:里,居也。本穴与手三里相对,适于犊鼻穴下三寸而居,故名足三里。还有一种说法是:"里"同"理",有调理的意思,本穴位于下肢腿部,可以理上、理中、理下,故名"足三里"。

功能主治:扶正培元,益气养血,健脾和胃,理气通络、止痛。

临床应用:1)扶正培元,益气养血,健脾和胃:本穴主治甚广,为全身最重要的保健强壮穴之一,有防病保健的作用,能调节改善机体免疫功能。对于虚劳羸瘦、心悸、气短、胃下垂、贫血、休克、疳积……一切虚损性疾病,足三里是最常用的主穴之一。

2)理气通络、止痛:本穴虽然主治范围广泛,但以消化系统为主,同时又有双向调节的作用。临床用于治疗胃脘部不适、胃痛、胃胀、腹痛、呕吐、泄泻、便秘、下肢痿痹或下肢不遂等。

针刺手法:直刺1～2寸,临床多施以补法或平补平泻法。本穴宜灸。

二、足少阳胆经(阳井金)

足窍阴(井):第四趾外侧端,趾甲角旁0.1寸处。

侠溪(荥):足背第四、五趾间缝纹端处。

足临泣(输):第四、五跖骨结合部前方,小趾伸肌腱外侧凹陷中。

丘墟（原）：外踝前下方，趾长伸肌腱外侧陷中。

阳辅（经）：外踝尖上4寸，腓骨前缘稍前处。

阳陵泉（合）：小腿外侧，当腓骨头前下方凹陷处。（如图2-8）

1. 足窍阴（井）：

释穴：足窍阴穴首见于《灵枢·本输》，为足少阳胆经之井穴，五行属金。《说文解字》说：窍，穴也，空也。本穴位于足部，穴性属阴，有泻热之功，善能通窍，故名"足窍阴"。

功能主治：泻热通窍，疏肝解郁、通络止痛。

临床应用：1）泻热通窍：本穴清泻少阳相火而通孔窍，用于治疗少阳相火上逆所引起的耳聋、耳鸣、偏头痛、血压升高、目痛、多梦、热病等。

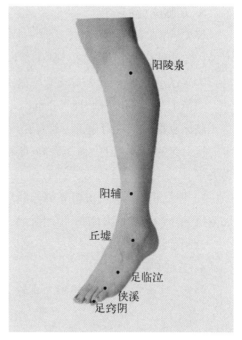

图2-8　足少阳胆经穴位图

2）疏肝解郁、通络止痛：常用于治疗肝郁不舒、经络阻滞所引起的胁痛、胸闷、咳逆不得息等。

针刺手法：直刺0.1～0.2寸，或用三棱针点刺放血，多施以泻法，不灸。

2. 侠溪（荥）：

释穴：侠溪穴首见于《灵枢·本输》，为足少阳胆经之荥穴，五行属水。别名夹溪，"侠"同"夹"；溪，山渎无所通者。——《说文解字》。本穴正当足第四、五趾间，趾蹼缘后方凹槽之中，有如溪谷，故名"侠溪"。

功能主治：清泻胆火，平肝熄风，消肿止痛。

临床应用：1）清泻胆火：本穴五行属水，能克少阳相火，以及"荥主身热"的主治原则，本穴功善清泻少阳相火妄动所致诸症，如热病、目赤肿痛、耳鸣耳聋、血压升高、胸胁逆满、乳痈等。

2）平肝熄风，消肿止痛：用于治疗肝胆升降失常、木燥生风所引起的胁痛，胸胁逆满不舒，胸中痛不可转侧或痛无定处，头晕头痛，及月水不通，少腹坚痛等。

3）其他：本穴常用于治疗下肢麻痹，坐骨神经痛等。

针刺手法：直刺或斜刺0.3～0.5寸，多施以泻法，一般不灸。

3. 足临泣（输）：

释穴：足临泣穴首见于《灵枢·本输》，为足少阳胆经之输穴，五行属木。《尔雅》上说：临，视也，本义是从高处往下看曰临。泣，指眼泪，哭而无声谓之泣，目病则泣出。本穴位于足部，又是八脉交会穴之一，上通于目，能治眼疾，故得名"足临泣"。

功能主治：疏肝解郁，理气止痛。

临床应用：1）疏肝解郁：本穴五行属木，性善疏泄，常用于治疗肝木郁、气滞，风木上扰引起的头痛、目眩、血压升高、眼疾、目外眦痛、腹气上逆、乳痈、瘰疬、胁肋痛、胆囊炎等。

2）理气止痛：本穴疏解肝郁而能理气止痛，常用于治疗肝郁经气不畅引起的中风偏瘫、痹痛不仁、肌肉痉挛、足跗肿痛、腰痛等。

针刺手法：直刺0.5～0.8寸，多施以平补平泻法或三棱针点刺放血。可灸。

4. 丘墟（原）：

释穴：丘墟穴首见于《灵枢·本输》，为足少阳胆经之原穴，五行属木。丘，《说文解字》说：丘，土之高也。在《广雅·释丘》则说：小陵曰丘。而"墟"的本义是大土山的意思。本穴位于外踝前下方，趾长伸肌腱外侧陷中，前有跗肉突起如丘，上有外踝高点似墟，故名"丘墟"。

功能主治：疏肝利胆、退黄，舒筋活络。

临床应用：1）疏肝利胆、退黄：《难经》上说："五脏六腑之有病者，皆取其原。"本穴为胆经原穴，善疗本腑病变，性能清利肝胆，泻热利湿而退黄。用于治疗肝胆疏泄失利、湿热蕴结所致的湿热黄疸、胁痛不舒、脘腹胀闷、食少纳呆、大便溏而不爽、心烦口苦、疟疾等。

2）舒筋活络：本穴能疏通足少阳经气，治疗胆经经络阻滞所引起的颈项疼痛不适、腋下肿、胸胁不舒、下肢痿痹、外踝肿痛、中风偏瘫等。

针刺手法：直刺0.5～1寸，多施以泻法。不宜灸。

5. 阳辅（经）：

释穴：阳辅穴首见于《灵枢·本输》，为足少阳胆经之经穴，五行属火。辅，有"辅助"的意思。原意是车旁横木，辅所以益辐，使之能重载也。本穴位于小腿外侧腓骨之前，腓骨为胫骨之辅，外侧属阳，故本穴得名"阳辅"，原称"辅骨"。

功能主治：舒筋通络，理气止痛。

临床应用：舒筋通络，理气止痛：本穴功善通络，疏理足少阳经经气，主要用于治疗足少阳经气郁滞所引起的偏头痛、缺盆中痛、关节酸痛、腰痛、中风半身不遂、痿痹、膝痹关节酸痛、痉挛及瘰疬等。

针刺手法： 直刺1～1.5寸，多施以平补平泻法。不宜灸。

6. 阳陵泉（合）：

释穴： 阳陵泉穴首见于《灵枢·邪气脏腑病形》，为足少阳胆经之合穴，五行属土。陵，大阜也。——《说文解字》。大土山之谓也；而"泉"字，在《说文解字》中说：水原也，象水流出成川形。本穴依所在部位的解剖特征而命名，胆经属阳经，膝外为阳，腓骨小头凸起似陵，前下方凹陷处犹如深泉，喻为经气如流水一样，合入于泉，故名"阳陵泉"。

功能主治： 疏肝解郁、清肝利胆，舒筋活络、通利关节。

临床应用： 1）疏肝解郁、清肝利胆：本穴常用于治疗湿热蕴结于肝胆或肝郁克脾所引起的黄疸、口苦、胸胁满闷不舒、胁下支满、腹水、脚气以及瘀血胁痛等。

2）舒筋活络、通利关节：本穴为八会穴之一，"筋会阳陵泉"，功善舒筋，常用于治疗半身不遂、下肢麻木、膝膑肿痛、屈伸不利、腓肠肌痉挛、腰背部僵硬不舒等。本穴是治疗颈椎病、落枕的经验效穴。

针刺手法： 直刺1～1.5寸，或深刺透阴陵泉，多施以泻法或平补平泻法。可灸。

三、足太阳膀胱经（阳井金）：

至阴（井）：足小趾外侧端，趾甲角旁0.1寸处。

足通谷（荥）：第五跖趾关节前方，赤白肉际处。

束骨（输）：足第五跖骨小头后缘，赤白肉际处。

京骨（原）：足第五跖骨粗隆下方，赤白肉际处。

昆仑（经）：外踝尖与跟腱之间凹陷处。

委中（合）：腘横纹中点，股二头肌腱与半腱肌腱之间。（如图2-9）

1. 至阴（井）：

释穴： 至阴穴首见于《灵枢·本输》，为足太阳膀胱经之井穴，五行属金。至，鸟飞从高下至地也。——《说文解字》。有"到来、到达"的意思。本经从头至足，到至

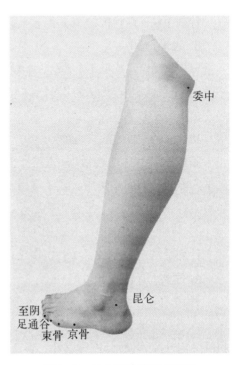

图2-9 足太阳膀胱经穴位图

阴为终,交于阴经——足少阴肾经,故名"至阴"。

功能主治:开窍醒神、清利头目,理气活血、正胎催产。

临床应用:1)开窍醒神、清利头目:本穴为井穴之一,有开窍之功,能醒神、清利头目。常用于治疗目痛、视物不清,或眼结膜充血、头痛、鼻塞、鼻衄等。

2)理气活血、正胎催产:本穴是治疗难产、胎位不正的特效穴,常用于治疗滞产、难产、胎位不正等。同时,本穴用灸法,还可以治疗月经不调、崩漏、带下、痛经、更年期综合征及乳痛、乳癖等。

3)其他:本穴可用于治疗尿潴留、遗精等泌尿生殖系统疾病。

针刺手法:直刺0.1~0.2寸,或三棱针点刺放血。孕妇禁针,宜灸。

2. 足通谷(荥):

释穴:足通谷首见于《灵枢·本输》,为足太阳膀胱经之荥穴,五行属水。通者,达也。——《说文解字》。本义是没有障碍,可以通过。谷,两山间流水之道也。——《韵会》。本穴正当第五跖趾关节前方之凹陷中,故名"足通谷"。

功能主治:清利头目、安神。

临床应用:清利头目、安神:本穴功善清泻头目在上之火热,临床常用于治疗头重头痛、目眩、项强、鼻衄、癫狂、善惊等症。

针刺手法:直刺0.2~0.5寸,多施以泻法。

3. 束骨(输):

释穴:束骨穴首见于《灵枢·本输》,为足太阳膀胱经之输穴,五行属木。《说文解字》上说:束,缚也。当人穿鞋时第5跖骨小头正当其束,本穴在第5跖骨小头后缘,故名"束骨"。

功能主治:通经活络,宣痹止痛。

临床应用:1)通经活络,宣痹止痛:本穴为五输穴之输穴,"输主体重节痛",所以本穴能通经络而止痹痛。临床常用于治疗头痛、目眩、落枕、项强不可以回顾、腰背僵硬不舒、腓肠肌痉挛、足外侧肿痛等。

2)其他:目前国内已有应用束骨穴治疗高血压的报道。

针刺手法:直刺0.3~0.5寸,多施以泻法或平补平泻法。

4. 京骨(原):

释穴:京骨穴首见于《灵枢·本输》,为足太阳膀胱经之原穴,五行属木。京,本义是人工筑起的土堆。在《说文解字》上说:京,人所为绝京丘也。因为足第五跖骨粗隆处向外隆起,所以古称京骨。本穴位于第五跖骨粗隆下方,因而得名"京骨"。

功能主治:清热止痉,明目舒筋。

临床应用：清热止痉，明目舒筋：本穴临床常用于治疗头痛、项强、目翳、视物模糊不清、癫痫、腰痛、佝偻病等。

针刺手法：直刺0.3～0.5寸，多施以泻法或平补平泻法。

5. 昆仑（经）：

释穴：昆仑穴首见于《灵枢·本输》，为足太阳膀胱经之经穴，五行属火。昆仑为传说中的神山，既高且大。本穴位于外踝之后，而外踝高起如山，故称本穴为"昆仑"。

功能主治：通经止痛，催产。

临床应用：1）通经止痛：本穴功善舒筋，常用于治疗头痛、项强、落枕、腰骶疼痛、足踝肿痛等。

2）催产：本穴有催产的作用，是治疗滞产、难产、胎衣不下的要穴。

针刺手法：直刺0.5～0.8寸。多用补法或平补平泻法。孕妇禁针，经期慎用。

6. 委中（合）：

释穴：委中穴首见于《灵枢·本输》，为足太阳膀胱经之合穴，五行属土。委，委随也。——《说文解字》。有弯曲、曲折的意思。本穴正位于腘窝委曲之中央，故名"委中"。

功能主治：舒筋通络、强腰健膝，清热凉血、清暑。

临床应用：1）舒筋通络、强腰健膝：本穴为四总穴之一，"腰背委中求"，是治疗腰痛的特效穴之一。不论是急性腰扭伤、瘀血腰痛，还是气滞腰痛皆有良效。同时，本穴常用于治疗膝关节痛、屈伸不利等下肢疾病。

2）清热凉血、清暑：本穴清血热、凉血解毒，解暑。常用于治疗鼻衄、丹毒、便血、急性胃肠炎引起的吐泻等。

针刺手法：直刺1～1.5寸，或三棱针刺络放血，禁灸。清热凉血、清暑用泻法，或刺络放血；舒筋通络，强腰健膝多施以平补平泻法或刺络放血。

（四）足三阴经

一、足太阴脾经（阴井木）

隐白（井）：足大趾末节内侧，趾甲角旁0.1寸处。

大都（荥）：足内侧缘，第一跖趾关节前下方赤白肉际凹陷处。

太白（输）：足内侧，第一跖骨小头后缘，赤白肉际凹陷处。

商丘（经）：足内踝前下方凹陷处，舟骨结节与内踝尖连线中点处。

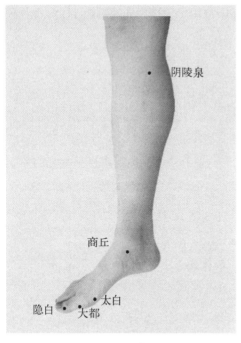

图 2-10　足太阴脾经穴位图

阴陵泉（合）：小腿内侧，胫骨内侧髁下缘陷中。（如图 2-10）

1. 隐白（井）：

释穴：隐白穴首见于《灵枢·本输》。为足太阴脾经之井穴，五行属木。隐，蔽也。——《说文解字》。隐白穴隐于足大趾内侧白肉际处，故得名"隐白"。

功能主治：健脾统血，开窍醒神。

临床应用：1）健脾统血：本穴为足太阴脾经井穴，是足太阴脾经脉气所发，脾为统血之脏，因此，针刺本穴有明显的止血作用，如鼻衄、牙龈出血、消化道出血及月经量过多、崩漏、月经周期过长等。

2）开窍醒神：本穴用三棱针点刺挤压出血，常用于治疗神昏、胸闷喘咳、小儿惊风等。

针刺手法：直刺 0.1～0.2 寸，或点刺出血，多施以平补平泻法或泻法，可灸。

2. 大都（荥）：

释穴：大都穴首见于《灵枢·本输》。为足太阴脾经之荥穴，五行属火。都，有先君之旧宗庙曰都。——《说文解字》。先君之旧宗庙所在，国之重地。本穴五行为火，火为土母，能生脾土，有健脾之功，为治疗脾虚之要穴，故曰"大都"。

功能主治：健脾和中，清热止痛。

临床应用：1）健脾和中：本穴有健脾之效，常用于治疗脾虚之腹泻、腹胀、便秘、胃痛、呕吐等。

2）清热止痛：本穴不但温补脾阳，且能清退虚热，治疗热病无汗。

针刺手法：直刺 0.3～0.5 寸，多施以补法，宜灸。

3. 太白（输）：

释穴：太白穴首见于《灵枢·本输》。为足太阴脾经之输穴，五行属土。太，大也。——《广雅·释诂》。白乃金色。一种说法认为，该穴名意指脾经的水湿云气在此吸热蒸升，化为肺金之气。本穴物质为大都穴传来的天部水湿云气，至本穴后受长夏热燥气化蒸升，在更高的天部层次化为金性之气，故名"太白"。

功能主治：健脾和中，化湿止泻。

临床应用：1）健脾和中：本穴为脾经输土之穴，乃是土中之土，同时本穴还是脾经原穴，真气生发之地，能激发正气。所以针之能健脾和中。

2）化湿止泻：太白穴化湿止泻之功与健脾和中的功能相辅相成，脾健则湿去，湿去则泻止。所以，针刺本穴可以化湿止泻。常用于治疗脾虚之腹痛、腹胀、肠鸣泄泻及四肢倦怠、乏力等。

针刺手法：直刺0.5～0.8寸，多施以补法或平补平泻法。可灸。

4. 商丘（经）：

释穴：商丘穴首见于《灵枢·本输》。为足太阴脾经之经穴，五行属金。商乃五音之一，其性属金，与商丘穴五行属性相同。丘，土之高也。——《说文解字》。穴当足内踝前下方凹陷处，踝骨隆起如丘，故得名"商丘"。

功能主治：健脾化湿，调理肠胃。

临床应用：1）健脾化湿，调理肠胃：本穴五行属金，乃土之子，根据五输穴"实则泻其子"的原则，针刺本穴可以化脾土之湿，湿去则脾健。所以本穴常用于治疗湿邪困脾诸症，如腹胀、肠鸣泄泻、黄疸，及四肢倦怠乏力、水肿等。

2）其他：本穴常用于治疗如腓肠肌痉挛、足踝痛等软组织损伤。

针刺手法：直刺0.5～1寸，多施以泻法或平补平泻法。

5. 阴陵泉（合）：

释穴：阴陵泉穴首见于《灵枢·本输》。为足太阴脾经之合穴，五行属水。陵，大阜也。——《说文解字》。大土山之谓也；而"泉"字，《说文解字》上说：水原也，象水流出成川形。穴当胫骨内侧髁下缘陷中，上有膝突如陵，下有凹槽如泉，经气至此汇合，内侧为阴，故名"阴陵泉"。

功能主治：健脾、利水渗湿。

临床应用：1）健脾、利水渗湿：本穴常用于治疗脾虚水湿为患诸疾，如腹胀腹痛，胁下满痛、水肿，泄泻、黄疸，下阴湿痒、阴痛、小便不利，尿潴留或失禁等。

2）其他：常用于治疗失眠、糖尿病、下肢麻痹、膝痛膝肿等。

针刺手法：直刺1～2寸，本穴常用补法或平补平泻，脾健则湿自去。

二、足厥阴肝经（阴井木）

大墩（井）：足大趾外侧端，趾甲角旁0.1寸。

行间（荥）：足背第一、二趾间缝纹端。

太冲（输）：足背第一、二跖骨结合部前凹陷中。

中封（经）：内踝前1寸，胫骨前肌腱内缘凹陷处。

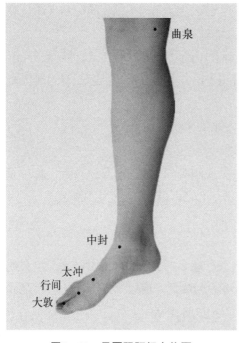

图2-11　足厥阴肝经穴位图

曲泉（合）：屈膝，在膝内侧横纹头上方凹陷处。（如图2-11）

1. 大敦（井）：

释穴：大敦穴首见于《灵枢·本输》。为足厥阴肝经之井穴，五行属木，肝脏五行亦属木，与大敦穴属性相同。足大趾犹如大树之树敦、树根，而大敦穴位于大趾末节外侧，又为经气始发之地，故名"大敦"。

功能主治：开窍泻热，调理下焦。

临床应用：1）开窍醒神：本穴为镇静及恢复神智之要穴。常被用于治疗焦虑、情绪不安。并有明目之功效，治疗视物模糊不清、目眩等。

2）调理下焦：本穴是治疗前阴病和妇科病的要穴，有调理气血的作用。常用于治疗月经不调、血崩、疝气、尿血、阴中痛、癃闭、遗尿及淋疾等。

针刺手法：直刺0.1～0.2寸，或三棱针点刺放血。多施以泻法，宜灸。

2. 行间（荥）：

释穴：行间穴首见于《灵枢·本输》。为足厥阴肝经之荥穴，五行属火。行，道也。——《说文解字》。间，是间隙、空隙的意思。穴当足大趾和次趾之间，脉气行至此，犹如泉水，已渐成小流，故名"行间"。

功能主治：清肝泻火，疏肝理气。

临床应用：1）清肝泻火：本穴五行属火，为肝木之子，是清泻肝火之要穴。常用于治疗肝郁化火、肝阳上亢症或木燥生风化火等。如目赤肿痛、头目晕眩、血压升高、鼻衄、心悸、怔忡，心烦易怒等。

2）疏肝理气：肝性喜条达，肝气郁结则胸闷气短、嗳气、胁胀痛不舒、女性痛经等。均可针刺行间用泻法。

针刺手法：直刺0.5～0.8寸。多施以泻法，不宜灸。

3. 太冲（输）：

释穴：太冲穴首见于《灵枢·本输》。为足厥阴肝经之输穴，五行属土。太者，大也；冲，有"冲要，要道"之义。本穴为足厥阴之输穴、原穴，十分重要。冲脉其别者，斜入踝,出属跗上,入大趾之间,循行过太冲穴所在。又因冲脉还称太冲脉,故所过之穴命名为"太冲穴"。

功能主治: 疏肝理气、调血,潜阳息风。

临床应用: 1)疏肝理气、调血:常用于治疗肝郁气滞或气滞血瘀等。如妇女月经不调,痛经,胁痛、胸闷不舒、善太息等。

2)潜阳息风:本穴是治疗肝阳上亢、风木上扰症的要穴,针刺泻之,可以平肝潜阳、息风,如头痛头晕、眼睛酸涩或视物模糊不清、失眠多梦、耳鸣耳聋、心烦易怒或面赤、血压升高等。

3)其他:临床常用于治疗足跗肿痛、膝股内侧痛、下肢痿痹等,本穴功善疏导,有调血理气止痛之效。

针刺手法: 直刺0.5~0.8寸。多施以泻法,禁灸。

4. 中封(经):

释穴: 中封穴首见于《灵枢·本输》。为足厥阴肝经之经穴,五行属金。在《说文解字》上说:封,爵诸侯之土也。本义是"聚土培植"的意思。本穴五行属金,脉气由太冲穴转输而来,太冲穴五行属土,土能生金,本穴位于解溪与商丘之间,故名"中封"。

功能主治: 清泄肝胆,舒筋通络。

临床应用: 1)清泄肝胆:本穴有清肝、疏肝的作用,疏利肝胆经气,清泻肝胆之湿热。常用于治疗肝炎黄疸、胁痛、腹胀满不舒、纳呆、尿路感染、小便不利、阴茎痛、疝气等。

2)舒筋通络:本穴善能理气通络舒筋,临床常用于治疗内踝肿痛、踝关节扭伤、下肢痿痹、腰痛及足膝冷痛等。

针刺手法: 直刺0.5~0.8寸,多施以泻法或平补平泻法,可灸。

5. 曲泉(合):

释穴: 曲泉穴首见于《灵枢·本输》。为足厥阴肝经之合穴,五行属水。曲,《玉篇》说:"曲,不直也。"泉,《说文解字》上说:水原也,象水流出成川形。本穴为厥阴肝经经气所汇,脉气盛大之地,位于膝关节内侧之弯曲处,当半腱肌、半膜肌止端的前缘凹槽之中,屈膝取穴,有如弯泉,故得名"曲泉"。

功能主治: 益肝养血,清肝凉血,清热利湿。

临床应用: 1)益肝养血:本穴五行属水,能生木,为厥阴肝经之母穴,"虚则补其母",刺之能益肝而养肝血,常用于治疗肝血虚症,如妇女经少、闭经、阴痒、两目干涩、视物模糊、雀盲、头痛、头晕目眩等。

2)清肝凉血:本穴清泻肝胆经火热,用于治疗心烦易怒、血压升高、面赤、目赤红肿,鼻衄,肌衄,月经量多,崩漏等肝经火热诸症。

3)清热利湿:本穴有祛湿热之良效,用于治疗湿热下注等。如腹胀、纳呆、淋证、小便不利、癃闭、尿潴留、带下量多、阴挺、下肢肿痛等。

4)其他:多用于膝关节肿痛、下肢痿痹等。

针刺手法:直刺1~1.5寸,多施以泻法,或平补平泻法。

三、足少阴肾经(阴井木)

涌泉(井):足底(去趾)前1/3处,足趾跖屈时呈凹陷中央。

然谷(荥):足内侧舟骨粗隆下方,赤白肉际处。

太溪(输):足内踝尖与跟腱之间的凹陷处。

复溜(经):太溪穴直上2寸,跟腱前方。

阴谷(合):屈膝,在腘窝内侧,当半腱肌与半膜肌之间。(如图2-12)

1. 涌泉(井):

释穴:涌泉穴首见于《灵枢·本输》。为足少阴肾经之井穴,五行属木。肾为水脏,"所出为井",本穴为水脏肾经之所出,如泉水涌出之地,故名"涌泉"。水是人体生命活动的重要物质,对人体有浇灌、滋润之能,所以,涌泉穴是人身穴位重地。另据南宋·王契真在《上清灵宝大法》中说:"其气达心,其原上通舌下,名曰涌泉。"虽然这一说法具有道家色彩,但很有临床价值。

功能主治:开窍醒神,滋阴泻火。

临床应用:1)开窍醒神:本穴为回阳九针之一,为急救之要穴,可以开窍醒神、回阳。常用于治疗闭症、神昏、休克、中暑昏迷、痰厥、实证癫狂等。

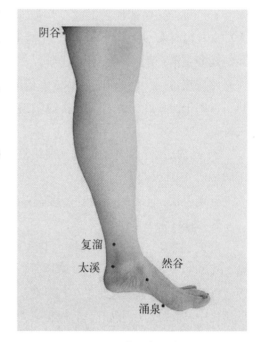

图2-12 足少阴肾经穴位图

2)滋阴泻火:常用于治疗肾阴虚虚火上炎,刺之可以滋肾阴而导热下行,引火归元,如治疗肾阴虚,相火妄动之咽炎反复发作、口舌生疮、高血压、头晕、失眠等。

针刺手法:直刺0.5~0.8寸,多施以泻法,或穴位局部贴药。

2. 然谷（荥）：

释穴：然谷穴首见于《灵枢·本输》。为足少阴肾经之荥穴，五行属火。然，烧也。——《说文解字》。谷，两山间流水之道也。——《韵会》。本穴别名"龙渊"，五行属火，常用于治疗相火妄动，可以收摄龙雷之火上奔，又在足弓之侧凹陷之中，故名"然谷"。

功能主治：温肾益阳，滋阴泻火。

临床应用：1）温肾益阳：本穴所治肾阳虚，乃是因为相火妄动不能潜降，则肾中无阳以温煦，导致肾阳虚、肾水湿寒，如腰膝冷痛、阳痿、早泄、白浊、宫冷不孕等。

2）滋阴泻火：常用于治疗肾阴虚相火妄动，如早泄、遗精，月经先期，咽喉肿痛，扁桃体炎，因为虚火上扰或虚火灼伤肺络所致的咯血、牙龈出血等。

针刺手法：直刺0.5～1寸。

3. 太溪（输）：

释穴：太溪穴首见于《灵枢·本输》。为足少阴肾经之输穴，五行属土。太者，大也；溪，山渎无所通者。——《说文解字》。"所注为输"，经过涌泉、然谷，脉气如水流至此已渐强盛，故名"太溪"。

功能主治：滋阴降火，补肾强腰。

临床应用：1）滋阴降火：本穴是治疗肾阴虚精亏的常用穴，常用于治疗肾阴虚火旺所引起的咽干齿痛、耳鸣耳聋、头晕、咯血、失眠不寐、遗精等。

2）补肾强腰：本穴是足少阴肾经之输穴、原穴，能激发人体正气、扶助元气，有强腰壮肾之功。常用于治疗肾虚腰痛、小便频数、阳痿、月经不调及下肢瘫痪等。

针刺手法：直刺0.5～0.8寸，多施以补法，可灸。

4. 复溜（经）：

释穴：复溜穴首见于《灵枢·本输》。为足少阴肾经之经穴，五行属金。复者，往来之谓；溜，是光滑、平滑的意思。以其功效命名，《采艾编》上说："汗出不止，溜而可复；水病不渗，复而可留。"

功能主治：益阴补肾，温阳利水。

临床应用：1）益阴补肾：本穴常用于治疗阴虚盗汗，头晕耳鸣，五心烦热，咽干口燥，潮热，颧红，失眠多梦，健忘，腰膝酸软，足痿，遗精，经少，闭经及崩漏等。

2）温阳利水：临床用于治疗肾阳虚不能化气行水，常用于治疗腰膝冷痛，或腰脊强痛、手脚冰冷、水肿、夜尿频多及肠鸣泄泻等。

针刺手法：直刺0.5～1寸，多施以平补平泻法。

5. 阴谷（合）：

释穴： 阴谷穴首见于《灵枢·本输》。为足少阴肾经之合穴，五行属水。谷，两山间流水之道也。——《韵会》。本穴为阴经穴位，位于腿之内侧，而内侧为阴；穴在腘窝内侧，当半腱肌与半膜肌之间凹槽之中，故得名"阴谷"。

功能主治： 补肾滋阴，调经理气。

临床应用： 1）补肾滋阴：本穴阴阳双补，不管是肾阴、还是肾阳，均有良好的补益作用。临床用于治疗肾阴虚、肾阳虚或阴阳两虚所致的各种病症。如肾虚所致的腰痛，腰膝酸软，头晕、健忘，五心烦热等。尤其多用于治疗泌尿生殖系统疾病，如阳痿、早泄、遗精、男子不育、阴囊湿疹、阴道瘙痒等。

2）调经理气：本穴疏通调理肾经经气，用于治疗因为肾经经气阻滞不畅所引起的疾病，如腰痛，股膝内侧痛、屈伸不利、少腹急引阴及脚内廉痛等。

针刺手法： 直刺1～1.5寸，补肾滋阴用补法，调经理气多用平补平泻法。

第二节　五输穴概论

提到五输穴，我们首先想到的大概就是子午流注。子午流注针法因其具有非常浓郁的传统中医文化特色，显得神秘又神奇，让很多人为之着迷。但因为子午流注针法是一种按时取穴法，演算的过程比较烦琐，使用者需要有比较好的传统文化功底，所以，这一疗法又总是让人们望而却步。

五输穴作为针灸特定穴之一，具有很高的实用价值，临床应用非常广泛。子午流注只是五输穴众多应用方法中的一种，是古人根据《黄帝内经》的记载，以时间为条件，及人体气血周流的情况与自然界有规律的周期现象相配合推演出来的。近年来，一些有识的中医人士，为了更好地继承和挖掘这门传统针灸技艺，提高临床疗效，陆续整理出版了一些有关子午流注方面的书籍，为研究时间性针灸治疗方法提供了很好的学习材料。

临床上，五输穴的应用方法很多，并不局限于子午流注，还包括子母补泻法、泻南补北法、泻井泻荥法、补井当补合法等。令人遗憾的是，这些简捷实用的临床应用方法，现在临床研究使用得还不够。还有一些特定穴运用方法散见于各种针灸书籍里，因为不知其出处，我们日用而不知，其实就是特定穴在发挥着作用，"云深不知处"只缘身在此山中！

所谓"大道至简"，经典的学习需要我们"返璞归真"，《灵枢》的这部分内容易学易懂，初学者容易上手，而且实用性强，是中医针灸最有价值的所在，是《灵枢》这部经典医著最精彩的地方,也可以说是针灸临床取效的关键。

（一）五输穴的基础知识

　　五输穴分布于十二经脉之中,位于四肢肘膝关节以下,分别是井穴、荥穴、输穴、经穴和合穴,这五个特定的腧穴,主要反映人体的气血运行情况。古人崇尚自然,最懂得效法天地,把深奥的医理融入于自然天地,他们以自然界的水流由小到大、由浅入深,最后汇入大海为例,比喻气血在经脉中的运行情况。井穴是经气的源头,如泉水之初出;荥穴指经气稍盛,犹如涓涓流水的小溪;输穴是经气渐盛,犹如水流灌注由浅渐深;经穴指经气更盛,如滔滔江水经过;合穴指经气盛极,犹如百川之归于大海。

　　五输穴的五行属性与脏腑的五行属性相配,即五输穴里井、荥、输、经、合分别与五行里的木、火、土、金、水五行相配。其中,阴经的井穴五行属性为木,所谓"阴井木"是也。按五行的相生规律,依次为:阴经井穴为木,荥穴五行属火,输穴五行属土,经穴五行属金,合穴五行属水。例如:阴经,手太阴肺经,井穴少商,五行属性为木;荥穴鱼际,五行属火;输穴太渊,五行属土;经穴经渠,五行属金;合穴尺泽,五行属水。

　　阳经井穴的五行属性为金,即"阳井金",按五行相生的顺序,依次为:阳经井穴五行属金,荥穴五行属水,输穴五行属木,经穴五行属火,合穴五行属土。例如:阳经,足少阳胆经,井穴足窍阴,五行属金;荥穴侠溪,五行属水;输穴足临泣,五行属木;经穴阳辅,五行属火;合穴阳陵泉,五行属土。其余各经,依此类推。

表 2-1　五输穴五行属性表 1

脏　腑	肺	脾	心	肾	心包络	肝
井（木）	少商	隐白	少冲	涌泉	中冲	大敦
荥（火）	鱼际	大都	少府	然谷	劳宫	行间
输（土）	太渊	太白	神门	太溪	大陵	太冲
经（金）	经渠	商丘	灵道	复溜	间使	中封
合（水）	尺泽	阴陵泉	少海	阴谷	曲泽	曲泉

表 2-2　五输穴五行属性表 2

脏　腑	大　肠	胃	小　肠	膀　胱	三　焦	胆
井（金）	商阳	厉兑	少泽	至阴	关冲	足窍阴
荥（水）	二间	内庭	前谷	通谷	液门	侠溪

（续　表）

脏 腑	大 肠	胃	小 肠	膀 胱	三 焦	胆
输（木）	三间	陷谷	后溪	束骨	中渚	足临泣
原	合谷	冲阳	腕骨	京骨	阳池	丘墟
经（火）	阳溪	解溪	阳谷	昆仑	支沟	阳辅
合（土）	曲池	足三里	小海	委中	天井	阳陵泉

（二）五输穴的临床应用

五输穴在临床上有很多的应用方法，包括子母补泻法、泻南补北法、泻井泻荥法、补井当补合法等等。

一、子母补泻法

依据五行中"生我"和"我生"的母子关系以及辨证的结果，选取五输穴中相应的经与穴位治疗疾病的方法，称为"子母补泻法"。

《难经·六十九难》曰："经言虚者补之，实者泻之，不实不虚以经取之。何谓也？然，虚者补其母，实者泻其子，当先补之，然后泻之。不实不虚以经取之者，是正经自生病，不中他邪也，当自取其经，故言以经取之。"根据《难经》的描述，子母补泻法衍生出了本经子母补泻法和他经子母补泻法。临床上如果遇到母邪传子或母虚子弱之类的情况，就可以选用子母补泻法进行治疗。

1. 本经子母补泻法：

《流注指微针赋》云："疼实痒虚，泻子随母要指。"解云："病之虚实者，"痒则为虚，痛则为实。刺法云："虚则补其母，实则泻其子。假令肝脏实，泻肝之荥行间穴，属火是子；肝脏虚，补肝之合曲泉穴，属水是母。凡刺只取本经井荥输经合五行，子母补泻，此乃大要也。"

《流注指微针赋》的这段文字，其实就是本经的子母补泻法。适用于病情比较单一、辨证比较明晰的本经自病的情况。如果辨证准确，施针得法，不仅是慢性病，对于一些急性的疼痛性病症往往也可以起到相应的桴鼓效果。

例如治疗肺经的实证，肺的五行属性是金，肺经五输穴里的合穴是尺泽，五行属水。金能生水，即水为金之子，按实则泄其子的原则，针刺尺泽，用泻法。如肺火上炎、肺气上壅这类的实证，针刺尺泽穴用泻法，或用放血治疗。

如果是肺经的虚证,则选取肺经五输穴的输穴太渊补之,因为肺经五输穴里的输穴太渊,五行属土,土能生金,土为金之母,故虚则补其母。再如,脾经的虚证,脾在五行属土,脾经五输穴里的荥穴是大都,五行属火,火能生土,按虚则补其母的原则,脾经的虚证就可以针刺大都穴,用补法。

表2-3　子母补泻表1

	母　穴	五行属性	补　泻	子　穴	五行属性	补　泻
肺经(金)	太渊	土	补法	尺泽	水	泻法
脾经(土)	大都	火	补法	商丘	金	泻法
肾经(水)	复溜	金	补法	涌泉	木	泻法
心经(火)	少冲	木	补法	神门	土	泻法
肝经(木)	曲泉	水	补法	行间	火	泻法
心包经(相火)	中冲	木	补法	大陵	土	泻法

表2-4　子母补泻表2

	母　穴	五行属性	补　泻	子　穴	五行属性	补　泻
大肠经(金)	曲池	土	补法	二间	水	泻法
胃经(土)	解溪	火	补法	厉兑	金	泻法
小肠经(火)	后溪	木	补法	小海	土	泻法
膀胱经(水)	至阴	金	补法	束骨	木	泻法
三焦经(相火)	中渚	木	补法	天井	土	泻法
胆经(木)	侠溪	水	补法	阳辅	火	泻法

2. 他经子母补泻法:

在临床治疗中,单纯的一经病变比较少。临床如果遇到病情比较复杂的复合型疾病,或慢性病时间较久而牵连其他脏腑的病变,尤其是我们通常所说的“子盗母气”或“母病及子”的情况,就需要使用他经子午补泻法,或者他经子午补泻法与本经子午补泻法同时应用。

他经子午补泻法的实质就是泻其子经的子穴,或补其母经的母穴。比如肺病,年久肺虚,累及于脾,导致脾亦病,所谓“子盗母气”。所以,此时治疗不能只局限在肺金上,还要治疗其母脾土,“虚则补其母”。这样可以起到标本兼顾的作用,因为土能生金,脾土乃肺金之母,脾经的输穴是太白穴,五行亦属土,所以针灸选穴时,可选取脾经的输穴太白,用补法。这就是他经子母补泻法。如果,再同时针刺肺经的输穴太渊,用补法,这就是他经子母补泻法与本经子母补泻法同时应用了。

再如肺的实证,肺脏在五行属金,金能生水,而五行的水在人体里对应着肾脏,所以,肾水为肺金之子。在肾经的五输穴里,肾经的合穴阴谷在五行里也属水,所以,可以选取肾脏的合穴阴谷穴,以泄其子经的子穴,这是"他经子母补泻法"里的"实则泄其子"。同时也可以配合针刺肺经合穴尺泽穴,用泻法。

3. 泻南补北法

《难经·七十五难》曰:"经言东方实,西方虚,泻南方,补北方,何谓也? 然,金木水火土,当更相平,东方木也,西方金也。木欲实,金当平之;火欲实,水当平之;土欲实,木当平之;金欲实,火当平之;水欲实,土当平之。东方者肝也,则知肝实;西方者肺也,则知肺虚。泻南方火,补北方水。南方火,火者木之子也;北方水,水者木之母也。水胜火,子能令母实,母能令子虚,故泻火补水。"

《难经》的这段论述有点绕,需要一个推理演变的过程。简言之,泻南补北法的关键是补虚泻实。五行的生克制化正常,五行的正常运转才能相安无事,金木水火土任何一行出问题,均可引起连锁反应,影响五行的正常运化活动,可谓牵一发而动全身。治疗同样如此,南方火者为东方木之子,子能令母实,故泻其子。北方水者为东方木之母,母能令子虚,故补其母。泻火补水,使木气不实,故金得平。

表2-5 五行配属简表

五 行	五 脏	六 腑	五 方	五 季	五 气
木	肝	胆	东	春	风
火	心	小肠	南	夏	暑
土	脾	胃	中	长夏	湿
金	肺	大肠	西	秋	燥
水	肾	膀胱	北	冬	寒

二、五输穴在时间性疾病中的应用

《灵枢·营卫生会第十八》说:"中焦亦并胃中,出上焦之后,此所受气者,泌糟粕,蒸精液,化其精微,上注于肺脉,乃化而为血,以奉生身,莫贵于此,故独得行于经隧,命曰营气。"营气之于经脉的重要,是"以奉生身,莫贵于此",而且是"独得行于经隧",岐伯把营气对于经脉的重要性推到了极致。那么营气跟五输穴、时间有什么关系呢?

营气运行于周身,正如《灵枢·营气第十六》所说:"营气之道,内谷为宝。谷入于胃，……精专者行于经隧，常营无已，终而复始，是谓天地之纪。故气从太阴出，循臂内上廉。注手阳明上行至面，注足阳明上行至跗上，……与太阴合，……从脾注心中……合手太阳……合足太阳……注足少阴……从肾注心……和手少阳……注足少阳……合足厥阴……从肝上注肺……"从这里可以看出，营气在经脉内循行流注交接，就像公共汽车在道路上行驶，有一定的规律。

而道路通畅与否往往和在道路上行驶的车辆有关。经常开车的人都知道，如果车子在路上抛锚了，势必会影响后面的车辆行驶，造成交通不畅，甚至堵塞。比如我下班后，从单位出发，回到家里是37千米的路程，正常情况下，开车需要40分钟，如果我在4：30下班，从单位出发回家，30分钟后我给家人打电话说：现在路上有点堵，不能准时到家了。看看时间是5：00，家人就会知道，这个时间我应该是被堵在南北高架上了。这就是营气在经脉内运行的时间性，营气在什么时间运行到什么地方有规律性的，而穴位就像设置在道路上的警务站。每一个警务站都有自己的负责区域，如果某段路发生交通拥堵，指挥中心接到报警，就会向负责该路段的警务站发出指令，警务站的警察会在最快的时间赶到拥堵地点，疏导交通。因此，经络通畅与否，身体健康与否，腧穴起着重要的作用。

在《灵枢·五乱第三十四》中，岐伯说："经脉十有二者，以应十二月。"这就是营气在经脉里运行的时间性规律，年有十二个月，日有十二个时辰，营气每天在十二经脉里循行一周正好是十二时辰。我们将十二经脉合于十二时辰，用于疾病的诊断和治疗的方法，叫子午流注纳支法或纳子法。

营气在经脉内的运行规律和配属关系：

23：00—1：00（子时）足少阳胆经→1：00—3：00（丑时）足厥阴肝经→3：00—5：00（寅时）手太阴肺经→5：00—7：00（卯时）手阳明大肠经→7：00—9：00（辰时）足阳明胃经→9：00—11：00（巳时）足太阴脾经→11：00—13：00（午时）手少阴心经→13：00—15：00（未时）手太阳小肠经→15：00—17：00（申时）足太阳膀胱经→17：00—19：00（酉时）足少阴肾经→19：00—21：00（戌时）手厥阴心包经→21：00—23：00（亥时）手少阳三焦经→23：00—1：00（子时）足少阳胆经。营气就是这样规律地行于经隧之中，常营无已，终而复始。

根据营气的循行规律，如果有一个患者，腰痛，但不是每时每刻都痛，而是有规律地在每天早上的辰时，也就是5：00—7：00这个时间段内发生疼痛，而在这个时间段，营气刚好循行至手阳明大肠经，说明手阳明大肠经经脉不通，造成疼痛。按着这个线索，我们就可以在大肠经上进一步查找病源，然后再进行治疗。

我二姨从年轻时就患有哮喘，每到冬天加重。几十年来不知道找了多少医生，也不知吃了多少药,就是看不好。我刚开始学中医的时候,有一次放假回家去看望二姨,那时候正值冬天,二姨又犯病了,喘息不得卧,夜不成眠,全家人都跟着睡不好。看到我去了,二姨就说:"什么时候你把二姨的病看好了,你这先生(北方农村管中医大夫叫先生)就算学成了!"二姨的这句话和她当时的神情就像是烙铁,深深地烙在我的心里。从那以后,我一直有一个愿望就是能把二姨的病看好!几年来我陆续用中药给她治疗过一段时间,但每次都只能是缓解病情而不能除根。近几年,二姨的病情又有了新的变化,就是每天凌晨3:00左右,二姨就感觉胸口像有一团火苗,经久不息,过了这个时间段火苗就没了。这是典型的肺肾阴虚,虚火上炎的症状,而且有虚阳欲脱之势。从营气运行的角度考虑,3:00—5:00正好是手太阴肺经循行所过。辨证清楚,此时如果中药配合针灸治疗或穴位帖药,或许还能起到一定的治疗作用。可惜当我明白这个道理的时候,二姨已经因为肺癌晚期走了……

那么,以后我们碰到这样的情况该怎样治疗呢?在《灵枢·顺气一日分为四时第四十四》中,岐伯说:"顺天之时,而病可与期。顺者为工,逆者为粗。"在这里,"顺"是顺什么呢?顺者,顺时也、顺营气之循行变化也。知道了这个道理,我们就要找这个点了,也就是要找这个能疏导交通堵塞的"警务站"。同样是在《灵枢·顺气一日分为四时第四十四》中,岐伯说:"病时间时甚者取之输。"此处的"输"就是五输穴里的输穴。也就是说,治疗发病时间规律的疾病取输穴治疗,这个输穴就是能疏导交通堵塞的"警务站"。

比如上面说的这个腰痛患者,上午5:00—7:00疼痛最明显,这个时间营气正好循行于手阳明大肠经,说明营气运行到大肠经这里时遇到点障碍,引发了腰痛。所以我们就可以在大肠经的五输穴上找输穴——三间穴,进行针刺或者手法治疗。当然,我们也可以这样认为,腰痛只是一个表象,也可能是胃痛,或其他的身体不适。而真正的原因是营气在运行过程中发生了故障,发生故障的地点正好是手阳明大肠经上,只要我们在输穴上进行疏通,这个症状就可以解决了。

保洁公司的徐经理,男,57岁。患左肩周炎10余天,肩部活动障碍,酸痛。针灸后疼痛减轻,功能明显改善。三诊时,自述多了一个新问题,半夜酸痛明显,夜不成寐,发作时间多在凌晨三四点钟,过了这个时间段就不疼了,还可以继续睡一会儿。这个时间正好是手太阴肺经当值,值班穴位是太渊穴。由于那天我有事要走开一会儿,来不及行针,遂以指代针在太渊穴上点按,1分钟后嘱其活动肩部,患者自觉肩前部明显轻松,酸痛消失,第二天问他昨晚睡眠情况,笑曰:一夜好睡!这也从另一个侧面诠释了"输主体重节痛"这句话,是祖先临床经验凝练而成。

表2-6　输穴一览表1

时　　间	经　　脉	输　　穴
23：00—1：00（子时）	足少阳胆经	足临泣穴
1：00—3：00（丑时）	足厥阴肝经	太冲穴
3：00—5：00（寅时）	手太阴肺经	太渊穴
5：00—7：00（卯时）	手阳明大肠经	三间穴
7：00—9：00（辰时）	足阳明胃经	陷谷穴
9：00—11：00（巳时）	足太阴脾经	太白穴

表2-7　输穴一览表2

时　　间	经　　脉	输　　穴
11：00—13：00（午时）	手少阴心经	神门穴
13：00—15：00（未时）	手太阳小肠经	后溪穴
15：00—17：00（申时）	足太阳膀胱经	束骨穴
17：00—19：00（酉时）	足少阴肾经	太溪穴
19：00—21：00（戌时）	手厥阴心包经	大陵穴
21：00—23：00（亥时）	手少阳三焦经	中渚穴

综上所述，临床上凡是遇到这样规律性发病，时间明确的病症，都可以取其"输"治疗。根据病情和辨证结果，可以单独应用输穴，也可以配合其他穴位或中药同时治疗，以加强疗效为第一原则。

三、井穴在临床上的应用方法

井穴是一组比较特殊的穴位，在临床上应用比较普遍，用之得法效果显著，尤其对于一些急性病、热病、实证的疗效更是得到大家的广泛认可。在《针灸大成》卷五中有关十二经井穴的主治功用，比较详细、实用。学者可以根据《针灸大成》中所说的主治功效，在临床应用中施针治疗，按图索骥。

摘录如下：

手太阴井　膨胀，喘咳，缺盆痛，烦心，掌热，肩背痛，咽痛喉肿。

手阳明井　气满，胸中紧痛，烦热，喘而不已息。

足阳明井　腹心闷，恶人火，闻响心惕，鼻衄唇㖞，疟狂，足痛，气蛊，疮疥，齿寒。

足太阴井 尸厥暴死,脉犹如常人而动,然阴盛于上,则邪气重上,而邪气逆,阳气乱,五络闭塞,结而不通,故状若尸厥,身脉动,不知人事,邪客手足少阴、太阴、足阳明络,此五络,命所关。

手少阴井 心痛烦渴,臂厥,胁肋疼,心中热闷,呆痴忘事,癫狂。

手太阳井 颔肿,项强难顾,肩似拔,臑似折,肘臂疼,外廉痛。

足太阳井 头项肩背腰目疼,脊痛,痔疝,癫狂,目黄泪出,鼻流血。

足少阴井 卒心痛,暴胀,胸胁支满。

手厥阴井 卒然心痛,掌中热,胸满膨,手挛臂痛,不能伸屈,腋下肿平,面赤目黄,善笑,心胸热,耳聋响。

手少阳井 耳聋痛,浑浑目疼,肘痛,脊间心后疼甚。

足少阳井 胸胁足痛,面滞,头目疼,缺盆腋肿汗多,颈项瘿瘤强硬,疟生寒热。

足厥阴井 卒疝暴痛,及腹绕脐上下急痛。

概言之,各经井穴病候有这样几个特点:一是经脉循行所过;二是经络闭阻不通;三是多为实证、热证等。在临床治疗中,具体包括以下几种应用方式。

1. 泻井泻荥法

因为井穴大多位于指(趾)甲角旁,肌肉浅薄,若要留针行补泻手法,则未必适宜。既然不宜留针,所以,在临床上主要以点刺放血来取代针刺留针。如果遇到需要留针,或施行手法的情况,我们就可以根据"实则泄其子"的原则,选择荥穴治疗。比如阴经井穴五行属木,荥穴五行属火,火为木之子,故泻荥穴也可以达到治疗的目的,这就是泻井泻荥法。阳经类此。

2. 补井当补合法

补井当补合法是根据"虚则补其母"的原则确立的。同样是基于上述原因,当需要对井穴实行补法的时候,可以选择合穴施术。因为按五行相生顺序,合穴为井穴之母。例如:阳经井穴五行属金,合穴五行属土,土能生金,所以说,补井当补合。阴经类此。

3. 井穴治病取其实

穴位大多都有双向调节功能,存在着虚和实两个方面。但从《针灸大成》对井穴功能的概括看,井穴所治疗的病症以实证为主,多属实证、闭证,比如膨胀、喘咳、气满、胸中紧痛、腹心闷、尸厥暴死、心痛烦渴、臂厥、心中热闷、狂、颔肿、项强难顾、卒心痛、暴胀、胸胁支满、卒然心痛、掌中热、胸满膨、耳聋痛、卒疝暴痛及腹绕脐上下急痛等等。如果临床遇到上述实证,皆可效法取穴。

4. 井穴治病取其闭

上述实证中有很多是实证、闭证兼见。如耳聋痛、膨胀、喘咳、气满、胸中紧痛、腹心闷、尸厥暴死、卒心痛、暴胀、胸胁支满、卒然心痛、掌中热、胸满膨等。

5. 井穴治病取其急

在古代，医生在临床上如果遇到急性病症，井穴往往是首选，如卒心痛、尸厥暴死暴胀等，皆属此类。我们大家比较熟悉的扁鹊治虢国太子尸厥的故事，即属此类。

2008年以前，我一直是上海散打队和跆拳道队的队医，参加了很多国内的大赛，包括奥运会选拔赛和全国运动会。其中，印象最深的是2008年的一场地方性比赛，参赛选手水平参差不齐。有的是刚退役的一线运动员，有的是二线选手，还有业余水平的爱好者。这样三种人混杂在一起的比赛，有很大的潜在危险。业余爱好者不知天高地厚，二线选手初生牛犊，退役的一线运动员多数为刚退役，竞技状态还在，依然具备很高的竞技水平和丰富的比赛经验。结果在二天的比赛中竟然有7人被当场击晕。赛场气氛十分紧张，我一个人既是医务仲裁，又是场地医生。有事都要我一个人上，性命所系，千百双眼睛盯着我。如果处理不好，人们会认为盖医生也不过徒有虚名。所幸这样的场景已经不是第一次经历了，心里有数。遇到这种情况，我首先让被击晕者平躺，摘掉护齿、头盔、护具，保持呼吸道通畅。然后检查生命体征，检查好之后，需要做的第一件事是让参赛者马上苏醒。我首先选择手厥阴井穴中冲进行强刺激，然后运劳宫，点按内关，再逆推手厥阴经，这样一套运作下来，被击晕的人基本就醒了。当时在场的很多教练、裁判和运动员至今谈起那场比赛，都觉得很神奇。我的这套经验组合穴是北京陆家鹏老师传授给我的"绝招"，可以说屡试屡效。对于心脏病急性发作的患者同样效果显著。在这个处方中以井穴中冲为君，就是基于井穴治病"取其急、取其闭"这样一个原则。

6. 井穴治病取其热

其实，井穴治病取其热，这是一种常用的方法。如小儿的高热惊厥，心中热闷等。2011年8月，我的小孩被外公外婆带到湖南乡下的老家给"婆婆"过80岁生日，由于水土不服，到湖南第二天就感冒发烧，三天后开始出现腹泻，等回到上海后发烧、腹泻的症状虽然好了，但过了没几天，孩子就出现了牙疼、牙龈肿，而且口气臭秽。我断为余热未清，胃火上炎所致。于是我用放血疗法，为孩子点刺足阳明胃经井穴厉兑。当晚儿子就不喊疼了，第二天一早我问他牙还疼吗？他说已经不疼了，再看牙龈，红肿也消了。

四、荥输治外经

在《灵枢·邪气藏腑病形》中，黄帝曰："荥输与合，各有名乎？岐伯答曰：荥输治外经，合治内腑。"

先看第一段话，"荥输治外经"。在这里，"荥输治外经"中的"荥输"自然是指五输穴里的荥穴和输穴，毋庸置疑。"外经"呢？在中医阴阳体系里，内为阴，外为阳。而在五输穴体系里，荥穴指经气稍盛，犹如涓涓流水的小溪；输穴是经气渐盛，犹如水流灌注由浅渐深。总体上荥穴、输穴的位置还不是最深，相对比较表浅，靠近外侧，属阳。所以这个"外经"指的是经气表浅的位置。杨上善在《黄帝内经太素》卷十一中说："五脏六腑荥输未至于内，故但疗外经之病"；张介宾在《类经》卷二十中进一步说，"荥输气脉浮浅，故可治外经之病"。《难经·七十四难》中所谓："夏刺荥，季夏刺输，冬刺合。"也是基于这个理论。总之，荥穴和输穴位于肢体的远端，经气尚表浅，还未入于内脏，故宜于治疗外经病，也就是《难经·六十八难》所说的："荥主身热，输主体重节痛。"荥穴多用于各种热病，输穴多用于肢体关节酸痛、不利。

理解了"荥输治外经"这句话，我们可以联想一下，如果经脉是纵向的，井荥输经合五输穴依次渐深，是横向的，它们正好与经脉构成了一个立体结构的交通网络，治疗上也是层次分明，有上下、有内外，这样的构架，可以加深我们对人体生理、病理的认识，让疾病的治疗思路也多了延展性。

"合治内腑"是指合穴能治疗六腑的病症。关键在于这个"合"字，是指五输穴里的合穴呢？还是指下合穴呢？在《灵枢·邪气藏腑病形》的这段对话中，岐伯刚刚说了"荥输治外经"，就突然说了一句："合治内腑"。因为把"荥输治外经"与"合治内腑"放在一起说，所以让很多人误认为这个"合"指的是五输穴里的"合穴"，这个说法还不够准确。这里的"合"是指下合穴。为什么说这个合穴不是五输穴里的合穴，而是下合穴呢？《灵枢》中有明论，我们在"下合穴"一节中再讨论。

总之，在临床上，如果遇到类似的病变，辨证准确就可以选取荥穴和输穴进行治疗，如果是六腑病则应选取相应的下合穴进行治疗。

五、病在阴之阴者，刺阴之荥输

同样是荥输穴，《灵枢·邪气藏腑病形》中黄帝说："荥输与合，各有名乎？岐伯答曰：荥输治外经，合治内腑。"到了《灵枢·寿夭刚柔论》第六篇又说："……故曰：病在阴之阴者，刺阴之荥输；……"这两句话看似有点自相矛盾，所以，自古至今都存在一定的争议，莫衷一是。诸家之中，先贤陆瘦燕先生和高树中教授二人观点相近，注解比较简洁而且贴合临床实际。

想要化解这个矛盾还要从原文入手。《灵枢·寿夭刚柔论》第六篇上说："是故内有阴阳，外亦有阴阳。在内者，五脏为阴，六腑为阳；在外者，筋骨为阴，皮肤为阳。故曰：病在阴之阴者，刺阴之荥输"。其中"阴之阴"里第一个"阴"是指在内为阴，第二个"阴"是指五脏,"阴之阴"合起来也就是在内的五脏,亦即病在五脏者取阴经的荥穴和输穴。而"荥输治外经"指的是阳经,具体说是指外经病,而非脏腑病。

简而言之,即五脏有疾当取其所属经脉上的荥穴和输穴治疗;"外经"未入脏腑的地方出现问题,在所属经脉的荥穴和输穴上治疗,这也是治疗层次的问题。

六、《灵枢》和《难经》中的五输主病

《灵枢·顺气一日分为四时第四十四》曰:"病在脏者,取之井;病变于色者,取之荥;病时间时甚者,取之输;病变于音者,取之经;经满而血者,病在胃及以饮食不节得病者,取之于合。"

《难经·六十八难》云:"井主心下满,荥主身热,输主体重节痛,经主喘咳寒热,合主逆气而泄。此五脏六腑井、荥、输、经、合所主病也。"

这是五输穴在临床上的一种取穴原则,也是治疗方法。相较于《灵枢》的抽象而言,《难经》显得更具体一些。虽然功能主治各有不同,临床上可以根据各穴的主要功能,放在一起互相参悟,相得益彰,可以拓展治疗思路,扩大五输五穴的治疗范围。

《难经·七十四难》中说:"经言春刺井,夏刺荥,季夏刺输,秋刺经,冬刺合者,何也? 然,春刺井者,邪在肝;夏刺荥者,邪在心;季夏刺输者,邪在脾;秋刺经者,邪在肺;冬刺合者,邪在肾。"在这里,古人将五输与五季、五脏联系在一起讨论,成为五阴经的五输穴。

我们不妨把《难经·六十八难》和《难经·七十四难》放在一起看,应该是这样的"春刺井者,邪在肝。井主心下满"。意思是说:春天阳气初生,犹如泉水之初涌,与肝相应,故病邪在肝的病症,针刺井穴治疗,井穴主病的主症是"心下满"。"心下满"是指胃脘部痞闷、胀满不舒。然而,这只是个症,病机的关键在于"肝",也就是肝木郁而克脾土,脾土病,运化失常,故"心下满",此时可选取肝经的井穴"大敦"治疗。

"夏刺荥者,邪在心","荥主身热",夏天与南方心火相配,阳气最盛,邪在于心者,针刺当取荥穴。阴经荥穴五行属火,与心相应,心火盛故"身热"。以泻法针刺心经的荥穴少府以清心火而退"身热"。

"季夏刺输者,邪在脾","输主体重节痛",季夏是为长夏,五行属土,阴经输穴五行属土,脾土病故"体重节痛"。水湿下注故"体重",水湿流注关节故"节痛",针脾经输穴太白。

"秋刺经者,邪在肺","经主喘咳寒热",阴经经穴五行属金,与秋相应,肺金病故"喘咳寒热",针肺经经穴经渠。

"冬刺合者,邪在肾","合主逆气而泄",阴经合穴五行属水,与冬相应,肾水病而

针肾经合穴阴谷。其主症是"逆气而泄"。所谓"逆气而泄"是指肾虚肾水不足,则发为气逆上冲或肾气虚固摄无力而为下泄之病。

表2-8 《灵枢》和《难经》中的五输主病对比表

五输穴	井	荥	输	经	合
《灵枢》	病在脏者	病变于色者	病时间时甚者	病变于音者	经满而血者,病在胃及以饮食不节得病者
《难经》	心下满	主身热	主体重节痛	主喘咳寒热	主逆气而泄

结语

五输穴在临床上的应用非常广泛,笔者也只是笼统地概括而已。在我看来,五输穴其实是一座宝藏,若要使五输穴在临床上取得更好的效果、有更大的进展,还需要在《灵枢》《难经》这两部经典的源头上多下功夫,深入研究才行,所谓深造自得!

第三节 十二原穴

（一）《黄帝内经》版十二原穴

一、"四关"十二原解

之所以在十二原穴的前面加上"四关"两个字,是强调此处所提出的十二原穴无论在概念、穴位,还是功用上,都与我们现在书本上所说的十二原穴,有一定的区别。很多学习中医的人并不了解这些区别,甚至有人连"四关"这个词都没有听说过。这在一定程度上影响了我们对"四关"十二原穴的理解与功用的探讨。

"四关"十二原这个概念,源自《灵枢》。在《灵枢·九针十二原》中,有这样一句话:"五脏有六腑,六腑有十二原,十二原出于四关,四关主治五脏,五脏有疾,当取之十二原。"

原,即是原气,也称元气,是人体的本源之气,生命活动的原动力。发源于肾,位于脐下"丹田"之处,通过三焦输布于全身及十二经脉。而先天之气又依赖后天的营养摄入来不断滋养,所以,十二原穴禀受五藏之精气,并灌注于十二个腧穴之中,这十二个腧穴是原气经过和留止的地方,就好像分布在十二条主干道上的十二个驿站,过往的人员不仅可以在这里歇脚,还能在此得到补给。古人特意在双腕和双踝部位原穴的命名上用了"大"和"太"这两个字,以突出原穴对人体的重要,如大陵、太溪、太冲、太白、太渊等。

"四关"十二原和十二原穴的区别,首先是出处的不同。"四关"十二原的概念出自《灵枢·九针十二原》。而我们现在教科书所谓的十二原穴出自《难经》。在《难经·六十六难》中有这样一段话:"《经》言:肺之原出于太渊,心之原出于大陵,肝之原出于太冲,脾之原出于太白,肾之原出于太溪;少阴之原出于兑骨(即神门穴),胆之原出于丘墟,胃之原出于冲阳,三焦之原出于阳池,膀胱之原出于京骨,大肠之原出于合谷,小肠之原出于腕骨。"至于《难经》在这段文字上所说的"《经》言",一般认为是扁鹊在《黄帝内经·本输》的基础上,根据自己的临床经验,参以己意,补充确定了六腑原穴,从而形成了十二经各有一原的现状,是对原穴功用的发展。当然,还有一种可能,就是此处的这个"《经》"未必就是《黄帝内经》。因为,扁鹊时代,去圣未远,还有可能看到其他版本的经典医著,这也是有可能的。

第二个区别是穴位上的不同。我们通常所说的十二原穴是指十二正经各有一原穴,即胆经的丘墟穴,肝经的太冲穴,小肠经的腕骨穴,心经的神门穴,胃经的冲阳穴,脾经的太白穴,大肠经的合谷穴,肺经的太渊穴,膀胱经的京骨穴,肾经的太溪穴,三焦经的阳池穴,心包络的大陵穴。而《灵枢》中所记载的十二原穴为:"阳中之少阴,肺也,其原出于太渊,太渊二。阳中之太阳,心也,其原出于大陵,大陵二。阴中之少阳,肝也,其原出于太冲,太冲二。阴中之至阴,脾也,其原出于太白,太白二。阴中之太阴,肾也,其原出于太溪,太溪二。膏之原出于鸠尾,鸠尾一。肓之原,出于脖胦,脖胦一。"这里我们可以看出《灵枢》上讲的十二原穴是指心、肝、脾、肺、肾五脏每一脏各有两个原穴,因为是左右对称的,左右各有一个原穴,合计十个穴位。加上膏之原鸠尾,肓之原脖胦,共十二个穴位。并非《难经》所说的十二经脉各有一原的原穴。

鸠尾和脖胦(气海)两穴是区别于《难经》版十二原穴的一个显著标志,二穴位于三焦机枢之地,可以说地理位置非常重要。脖胦(气海)位于下焦,靠近中焦的地方,乃原气生发之地,是元气之海,善于大补元气;鸠尾穴位于上焦与中焦之间,功能宽胸理气。二穴均位于上中下三焦相交接的附近,一个善于大补元气,一个善于理气,二者都与气有关,原气由下焦生发,蒸腾向上,通过鸠尾穴,鸠尾调理气机,使气机顺畅通达,原气由此生发,再源源不断地输入经脉之中,给人体提供营养。

第三是两组原穴在功用上也不尽相同。《灵枢·九针十二原》上说:"五脏有六腑,六腑有十二原,十二原出于四关,四关主治五脏,五脏有疾,当取之十二原。""……凡此十二原者,主治五脏六腑之有疾者也。"可见《灵枢·九针十二原》上所说的十二原穴是治疗五脏六腑之疾,但更倾向于五脏之疾的诊断和治疗。

我们现行版所说的十二原穴，因为加上了六腑的原穴，所以是十二经脉各有一原穴，主治范围和功用更加具体，即通治五脏六腑十二经脉之有疾者。这应该说是对《灵枢》的进一步发展和完善。

第四，"四关"的概念是二组十二原穴一个很重要的区别。可以说，因为"四关"的存在，使得两组十二原穴产生了本质上的不同。"四关"中的"关"字，东汉许慎在《说文解字》中说：关，以木横持门户也。再看四关的位置，上肢位于腕部，下肢位于踝关节附近，躯干部鸠尾、脖胦二穴位于上焦与中焦，中焦与下焦的关隘之处，节制上、中、下三焦，是原气生发聚散最重要的关隘。在我们通常所说的十二原穴概念中，"四关"这个词是很少被人提到的。即便偶尔有人提及，也只是把《灵枢》与《难经》中的十二原穴牵强附会地连在一起而已，与《灵枢》"四关"十二原本义不符。

当然，两组原穴也有相同之处。它们不但可以治疗五脏六腑之病，还可以查病，当脏腑发生病变时，往往反映于十二原穴，为疾病的诊断、治疗提供了更直观的印象。《灵枢·九针十二原》说："五脏有疾也，应出十二原，十二原各有所出，明知其原，睹其应，而知五脏之害矣。"《黄帝内经》有言："有诸内，必形于诸外"，十二原穴在临床上的诊断作用就是根据这一理论。当我们脏腑发生疾病时，就可以在原穴上寻找反应点。如肤色视之，或红或白，或青或晦暗等；抚之，或凉或寒，或温或热等触觉之不同；按之，或坚硬或空虚，或凸起或凹陷，而或有硬结的改变，临证如能详查必能有所反馈，这是十二原穴一个很重要的作用。

二、被忽略的"四关"

说完了十二原穴，回过头再看看"四关"。刚才我们说"四关"的概念，是两组十二原穴最明显的区别，有着本质的不同。那么，"四关"是什么意思呢？它为何如此的重要呢？让我们来看看"四关"的概念。

其实，"四关"这个概念历来都存在着很多的争议，众说纷纭，令学者莫衷一是。其中，高树中老师在《一针疗法》一书中，提出了与诸家不同的观点，为我们做了详细、精辟的解读，读来令人耳目一新。他关于"四关"的阐述，有理有据，可谓正本清源，让人折服。在《一针疗法》一书中，高老师认为，《灵枢》所论"四关"，既非明代马莳在《黄帝内经灵枢注证发微》一书中所说的："四关者，手肘足膝之所，乃关节之大系也。……，皆手不过肘，足不过膝也。"即"四关"乃双肘双膝之谓。也不是明代吴崑在《针方六集》中所说："'四关'，乃十二经别走之络，为阴阳表里交通隘塞之地，在于四末，如往来之关隘，故曰'四关'。"认为"四关"即是指四肢末端的论断。高老师认为"四关"首先是指部位而言，而非穴位。从穴位位置来看，太渊二、大陵二、太冲二、太白二、太溪二这十个穴位均位于双腕关节和踝关节附近，而鸠尾、脖胦二穴则根本不在四肢部位，而是位于胸腹部，这好像和"四关"位于四末、"四关"位于双肘双膝的说法完全不搭界了。所以，关于"四关"在四末和双肘双膝的说法，并非《灵枢》本意，马莳和吴崑的观点不能让人信服。

从穴位分布来看，"四关"主要分布于腕部、踝部、膈部和脐部这四个位置上，所以，"四关"应该是指腕、踝、膈、脐这四个部位。其中太渊、大陵出于腕关节；太白、太冲、太溪出于踝关节附近，而鸠尾出于膈关、脖胦（气海）出于脐关。腕和踝是两关好像比较容易理解。至于脐、膈被称为"关"的理由，一般人搞不明白，高老师为此做了详细的解释。他说："膈是上焦与中焦的关口和枢纽，脐是中焦与下焦的关口和枢纽。……脐是三焦将原气由下焦转输至中焦的'关'，膈是三焦将原气由中焦转输至上焦的'关'；脖胦为原气从下焦向中焦转输时经过和留止之处，鸠尾是原气从中焦向上焦转输时经过和留止的地方，太渊等十个原穴则是原气转输于五藏经脉经过和留止的地方。此外，第七胸椎棘突下旁开3寸的穴位就叫'膈关'，肚脐旁开0.5寸的穴位叫'肓俞'，旁开2寸的穴位叫'天枢'，也是膈、脐可以称'关'的明证。"在《素问·奇病论》中，还记载了这样一段关于肓之原的话，说："……此风根也，其气溢于大肠而著于肓，肓之原在脐下，故环脐而痛"，我们可以参考。

在《难经·六十六难》中有这样的一段论述，说："脐下肾间动气者，人之生命也，十二经脉之根本也，故名曰原。三焦者，原气之别使也，主通行三气，经历于五脏六腑。原者，三焦之尊号也，故所止辄为原。五脏六腑有病者，皆取其原也。"《难经》的这段论述，是三焦与原气、三焦与"四关"关系的最好和最直接的阐述。同时也佐证了高老师关于"四关"概念的阐述。

"四关"中的穴位既可以单独使用，也可以配合鸠尾、脖胦来增强疗效，以鸠尾、脖胦二穴为基础，腕关、踝关为路径，既可以反映疾病状态，又能通过调整和激发原气治疗相关疾病。我们可以这样认为，"四关"十二原是根据三焦的理论、三焦与原气的关系高度凝练而成的十二个穴位，是先师岐伯对五藏之疾的高度概括和整体的把握，反映了祖先高超的智慧。这是《黄帝内经》的精华所在，也是经典医著最吸引人的地方。

（二）十二原穴功效主治

1. 太渊

定位： 在腕掌侧横纹桡侧端，桡动脉搏动处。

释穴： 太渊穴首见于《灵枢·本输》。太，大也。——《广雅·释诂》。渊，回水也。——《说文解字》。是水打漩涡的地方,一般这些地方的水会比较深。此处是人体脉气汇聚茂盛之地,故称"太渊"。

功能主治:调理肺气、通调血脉,清肺化痰、祛风止咳。

临床应用:1)呼吸系统疾病:本穴调理肺气,有清降肺气、宣化痰饮、通络止咳之效,临床多用于因流感、上呼吸道感染、支气管炎、肺炎、扁桃体炎等引起的咳嗽、咳痰、肺胀、胸痛胸闷等。

2)循环系统疾病:本穴为脉之大会,手太阴肺经原气经过和留止的地方,故既能调理肺气,又能调理血脉。多用于治疗心悸心慌、气短、胸痛胸闷、心动过速、脉管炎等。

3)妇科:用于治疗乳腺炎、乳痛等。

4)其他:如桡腕关节及周围软组织疾患,膈肌痉挛等。

针刺手法:直刺0.3～0.5寸,多施以补法或泻法,或平补平泻。禁用瘢痕灸。

2. 大陵

定位:在腕掌侧横纹正中,掌长肌腱与桡侧腕屈肌腱之间。

释穴:大陵穴首见于《灵枢·本输》。陵,大阜也。——《说文解字》。即大土丘之谓。因本穴五行属土,以大陵命名来表现土的特性,故名"大陵"。

功能主治:宁心安神,和营通络,宽胸理气。

临床应用:1)循环系统疾病:本穴和营通络,宽胸理气,常用于治疗冠心病、心肌炎,心动过速等引起的胸闷、心痛、心悸等。

2)精神神经系统疾病:本穴有宁心安神之效,对于长期神经衰弱、失眠有很好的治疗作用。

3)运动系统疾病:腕关节及周围软组织疾患,有报道说本穴对治疗足跟痛效果良好。

针刺手法:直刺0.3～0.5寸,多施以泻法或平补平泻。(如图2-13)

3. 太冲

定位:在足背第一、二跖骨结合部前方凹陷中。

释穴:太冲穴首见于《灵枢·本输》。太,大也。——《广雅·释诂一》。冲,通行的重要地方,要冲也。太冲是一个大的交通要道,要冲之地,故名"太冲"。

功能主治:清肝泄热,疏肝理气、养血息风。

临床应用:1)神经系统疾病:用于因肝阳上亢引起的高血压,头晕头胀及由肝火引起的烦躁、失眠、多梦;

2)泌尿生殖系统疾病:肝郁不畅引起的月经不调,痛经、经迟、经期腹痛等;

3)肝胆系统疾病:肝郁克脾引起的腹痛不舒、纳呆、大便困难或溏泻等;

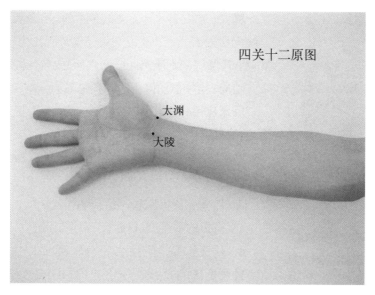

图2-13 太渊穴、大陵穴位置图

4）五官科疾病：肝阳上亢引起的目赤肿痛；

5）心血管系统疾病：用于因木燥火旺所致的心绞痛、胸闷或心痛；

6）其他：用于因肝郁不舒所致的胁痛，间神经痛。

针刺手法：向上斜刺0.5～1寸，多施以泻法，或平补平泻。

4. 太白

定位：在足内侧缘，当足第一跖骨小头后缘，赤白肉际凹陷处。

释穴：本穴首见于《灵枢·本输》。太，大也。——《广雅·释诂》。白乃金色。一种说法认为，该穴名意指脾经的水湿云气在此吸热蒸升，化为肺金之气。本穴物质为大都穴传来的天部水湿云气，至本穴后受长夏热燥气化蒸升，在更高的天部层次化为金性之气，故名"太白"。

功能主治：健脾和胃，清热化湿。

临床应用：1）消化系统疾病：临床主要应用本穴治疗脾虚不能运化所致的腹胀、腹泻，或便秘，以及纳呆、食积不化等。

2）运动系统疾病：用于脾虚不能运化、湿热下注引起的腰痛（以下坠为主要症状），及下肢湿痹等。

针刺手法：直刺0.5～0.8寸，多施以补法。

5. 太溪

定位：在足内踝尖与跟腱之间的凹陷处。

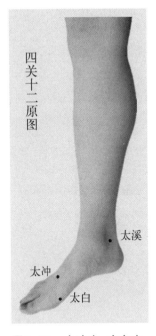

图 2-14 太冲穴、太白穴、太溪穴位置图

释穴：本穴首见于《灵枢·本输》。太者，大也；溪，山渎无所通者。——《说文解字》。"所注为输"，经过涌泉、然谷，脉气如水流至此已渐强盛，故名"太溪"。

功能主治：滋阴降火，益肾补虚。

临床应用：1）泌尿生殖系统疾病：肾炎、膀胱炎、遗精、遗尿；

2）呼吸系统疾病：治疗肾虚不能纳气所致的肺部慢性疾患；

3）耳鼻喉系统疾病：用于肾阴虚虚火上炎所致的慢性、反复发作的咽喉炎，口腔炎、中耳炎等；

4）运动系统：用于治疗肾虚腰痛、足跟痛等。

针刺手法：直刺0.5～0.8寸，多用补法。（如图2-14）

6. 鸠尾

定位：在上腹部前正中线上，当胸腱结合部下1寸处。

释穴：鸠尾穴首见于《灵枢·九针十二原》。斑鸠是一种鸟，体型小而尾长。而王冰注《素问·气府论》时说："鸠尾心前穴名也，正当心蔽骨之端，言其骨垂下如鸠尾形。"此穴位正是以其解剖特点命名的。

功能主治：宽胸理气，降逆定喘，安心宁神。

临床应用：1）呼吸系统疾病：本穴善于调理气机、降逆定喘，所以对于气逆咳嗽、痰多、哮喘及胸闷卓有疗效；

2）循环系统疾病：在临床上主要用于气机逆乱，或气机不畅引起的心、心烦、胸闷、心痛等；

3）神经系统疾病：本穴用于治疗神经衰弱、心烦、心神不宁、惊狂、癫痫、脏躁、癔症、肋间神经痛；

4）消化系统疾病：主要用于治疗气机逆上引起的呕逆、呕吐及胃炎等。

针刺手法：直刺0.5～1寸，向下斜刺，平补平泻或泻法，一般不灸。

7. 脖胦（气海）

定位：在下腹部前正中线上，当脐下1.5寸处。

释穴：本穴首见于《灵枢·九针十二原》。《玉篇·肉部》："脖胦，胅脐也。"《集韵·没韵》："脖胦，齐也"。脖胦穴有名但没有定位记载，现在比较一致的观点是脖胦穴即气海穴，因气海穴接近于肚脐部位，所以叫"脖胦"。

功能主治：乃元气之海，善于大补元气；益气助阳，调经固精。

临床应用：1）泌尿生殖系统疾病：本穴主要用于治疗因真气不足、脏器虚惫、肌体羸瘦所引起的泌尿生殖系统疾病，如下腹疼痛、癃淋、遗尿、阳痿、遗精、滑精等；

2）妇科疾病：临床治疗因肾虚肾气不足、元阳亏损引起的妇科疾病，如闭经、崩漏、带下、阴挺等；

3）其他：如四肢力弱、奔豚气、疝气、失眠、神经衰弱、慢性肠炎、中风脱症等，凡属元阳亏虚，或肾虚、肾气不足者均可用之。本穴是人体中一个重要的保健穴。

针刺手法：直刺1～2寸；多用补法，针刺前需排尿，宜灸。（如图2-15）

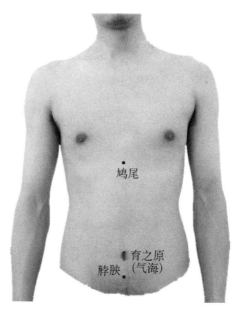

图2-15　鸠尾穴、脖胦穴位置图

（三）《难经》版十二原穴

十二原穴歌

甲出丘墟乙太冲，丙归腕骨是原中。

丁出神门原内过，戊胃冲阳气可通。

己出太白庚合谷，辛缘本出太渊同。

壬归京骨期中过，癸出太溪原穴逢。

三焦壬（丙）是阳池穴，包络大陵癸（丁）又重。

本歌选自《针灸聚英》，又名《针灸聚英发挥》。明代针灸学家高武撰写。

理清了"四关"十二原穴的概念，我们再说说这个大家比较熟悉的"十二原穴"。这个"原穴"与"四关"十二原穴之间有共性，但也有很多区别。

众所周知，原气之于人体的重要性是再怎么强调都不为过的。所以，《难经·八难》上说："诸十二经脉者，皆系于生气之原。所谓生气之原者，谓十二经之根本也，谓肾间动气也。此五脏六腑之本，十二经之根本，呼吸之门，三焦之原，一名守邪之神，故气者,人之根本也,根绝则茎叶枯矣。"

与"四关"十二原穴一样,此处的原穴同样是原气经过和留止的部位,各经原穴对本经所属脏腑经络的疾病均有特异性的治疗作用。与"四关"十二原穴不同的是,"四关"十二原是以主治五脏之疾为主,穴位主要分布在心、肝、脾、肺、肾五条经脉以及任脉上,治疗从大处着眼,从全身整体考虑。即所谓"五脏有疾也,应出十二原,而原各有所出,明知其原,睹其应,而知五脏之害矣"。

而此处的原穴是十二经各有一原穴,分布在四肢末端腕踝关节附近,所谓"五脏六腑之有病者,皆取其原也",这是从细处着眼,比"四关"十二原更具体。这也是我们对十二原穴的最初认识,这个认识大多源自高等中医院校的《针灸学》教科书上的讲述。而《针灸学》中十二原穴的雏形基本是来源于《难经·六十六难》。

《黄帝内经》版的十二原穴在《灵枢·九针十二原》中是:"阳中之少阴,肺也,其原出于太渊,太渊二。阳中之太阳,心也,其原出于大陵,大陵二。阴中之少阳,肝也,其原出于太冲,太冲二。阴中之至阴,脾也,其原出于太白,太白二。阴中之太阴,肾也,其原出于太溪,太溪二。膏之原出于鸠尾,鸠尾一。肓之原,出于脖胦,脖胦一。"

有这样一种观点,认为扁鹊在《灵枢·九针十二原》的基础上,减去"膏之原鸠尾、肓之原脖胦"两穴,因为两穴不在四肢肘膝关节。又参合了《灵枢·本输》中五输穴关于原穴的部分,就有了我们今天看到的十二原穴。所以,在《难经·六十六难》中说:"经言肺之原,出于太渊;心之原,出于大陵;肝之原,出于太冲;脾之原,出于太白;肾之原,出于太溪;少阴之原,出于兑骨;胆之原,出于丘墟;胃之原,出于冲阳;三焦之原,出于阳池;膀胱之原,出于京骨;大肠之原,出于合谷;小肠之原,出于腕骨。"这个版本因为教科书的引用,所以影响很广,以至于很多人是不知道《灵枢·九针十二原》的这段论述的。

《难经》版的十二原穴,同样也是基于对三焦、原气与经脉三者之间关系的基础上发展起来的。现在,让我们来看看圣人扁鹊是怎么评价三者之间关系的。在《难经·六十六难》中说:"十二经皆以俞为原者,何也? 然:五脏俞者,三焦之所行,气之所留止也。三焦所行之俞为原者,何也? 然:脐下肾间动气者,人之生命也,十二经之根本也,故名曰原。三焦者,原气之别使也,主通行三气,经历于五脏六腑。原者,三焦之尊号也,故所止辄为原。五脏六腑之有病者,皆取其原也。"三焦是原气之别使,三焦之气导源于肾间动气,输布全身,调和内外,宣上导下,关系着人体脏腑的气化功能,而原穴就是其留止之处,所以说"五脏六腑之有疾者,皆取其原也"。了解原气与三焦的关系,可以加深我们对原穴的认识,提高临床疗效。

原穴的作用不仅仅表现在治疗上,还因为脏腑经络生理功能的盛衰变化及病理改变都可以反映到其相应的原穴,有助于我们对疾病做出诊断。所以,《灵枢·九针十二原》说:"五脏有疾也,应出十二原,而原各有所出,明知其原,睹其应,而知五脏之害矣。"

了解两组十二原穴的背景关系,有助于我们提高对原穴的认识和运用,临床治疗取穴更有针对性。虽然,两组十二原穴存在不同,但两组十二原穴在临床应用上并行不悖,取舍之间取决于病情的需要,只要辨证清楚,根据辨证结果有选择地使用,都可以收到很好的效果。

（四）十二原穴

1. 丘墟

定位: 在外踝前下方,趾长伸肌腱外侧陷中。

释穴: 丘墟穴首见于《灵枢·本输》,为足少阳胆经之原穴,五行属木。丘,《说文解字》中说:丘,土之高也。在《广雅·释丘》则说:小陵曰丘。而"墟"的本义是大土山的意思。本穴位于外踝前下方,趾长伸肌腱外侧陷中,前有跗肉突起如丘,上有外踝高点似墟,故名"丘墟"。

功能主治: 疏肝利胆、退黄,舒筋活络。

临床应用: 1）疏肝利胆、退黄:《难经》中说:五脏六腑之有病者,皆取其原。本穴为胆经原穴,善疗本腑病变,性能清利肝胆,泻热利湿而退黄。用于治疗肝胆疏泄失利,湿热蕴结所致的湿热黄疸,胁痛不舒,脘腹胀闷,食少纳呆,大便溏而不爽,心烦口苦,疟疾等。

2）舒筋活络:本穴能疏通足少阳经气,治疗胆经经络阻滞所引起的颈项疼痛不适、腋下肿、胸胁不舒、下肢痿痹、外踝肿痛、中风偏瘫等。

针刺手法: 直刺0.5～1寸,多施以泻法。不宜灸。

2. 太冲

定位: 足背第一、二跖骨结合部前凹陷中。

释穴: 太冲穴首见于《灵枢·本输》。为足厥阴肝经之输穴,五行属土。太者,大也;冲,有"冲要、要道"之义。本穴为足厥阴之输穴、原穴,十分重要。冲脉其别者,斜入踝,出属跗上,入大趾之间,循行过太冲穴所在。又因冲脉还称太冲脉,故所过之穴命名为"太冲"。

功能主治: 疏肝理气、调血,潜阳息风。

临床应用: 1）疏肝理气、调血:常用于治疗肝郁气滞或气滞血瘀等。如妇女月经不调,痛经、胁痛、胸闷不舒、善太息等。

2）潜阳息风：本穴是治疗肝阳上亢、风木上扰症的要穴，针刺泻之，可以平肝潜阳息风，如头痛头晕，眼睛酸涩或视物模糊不清，失眠多梦，耳鸣耳聋，心烦易怒或面赤，血压升高等。

3）其他：临床常用于治疗足跗肿痛、膝股内侧痛、下肢痿痹等，本穴功善疏导，有调血理气止痛之效。

针刺手法：直刺0.5～0.8寸。多施以泻法，禁灸。

3. 腕骨

定位：俯掌，第五掌骨基底部与钩状骨之间的凹陷中赤白肉际处。

释穴：腕骨穴首见于《灵枢·本输》。手太阳小肠经之原穴，五行属木。腕骨穴是以解剖位置命名的，因本穴位于腕部外侧，当第五掌骨基底与钩骨之间的凹陷处，故而得名"腕骨"。

功能主治：清热利湿、疏导经气。

临床应用：1）清热利湿：临床用于治疗湿热内蕴所致肝胆瘀滞、经气不舒，如胁痛，黄疸，疟疾，热病及口黏口苦、乏力等。

2）疏导经气：本穴可用于疏导局部经气，治疗指腕拘急疼痛、活动不利，头痛项强等。

针刺手法：直刺0.3～0.5寸，多施以泻法或平补平泻。不灸。

4. 神门

定位：腕掌侧横纹尺侧端，尺侧腕屈肌腱桡侧陷中。

释穴：神门穴首见于《针灸甲乙经》。手少阴心经输（原）穴，五行属土。神，天神，引出万物者也。——《说文解字》。门，《玉篇》说：人所出入也。心藏神，本穴为心神出入之门户，故名"神门"。

功能主治：清心泻火、养血安神。

临床应用：1）清心泻火：本穴在五输穴中，五行属土，乃火之子，根据实则泻其子的治疗原则，为治疗心神疾病的要穴，多用于阴虚火旺，虚火上炎之心烦、心悸、怔忡、失眠、失眠、健忘等。

2）养血安神：常用于治疗心血不足之症，如心悸、面色少华、失眠等。

3）其他：治疗腕关节软组织损伤。

针刺手法：直刺0.3～0.5寸，多施以平补平泻或泻法。少灸。

5. 冲阳

定位：足背最高处，跗长伸肌腱与趾长伸肌腱之间，足背动脉搏动处。

释穴：冲阳穴首见于《灵枢·本输》。为足阳明胃经之原穴，五行属木。冲，是直上的,向上钻的;本穴为足阳明胃经本原真气生发之地,故名"冲阳"。

功能主治:和胃化痰,通络安神。

临床应用:1)和胃化痰:本穴化湿降浊,用于治疗胃脘痛、腹胀、癫狂、癫痫、痿厥、腹满身重、善呕、足痿无力等。

2)通络安神:"胃不和则卧不安",本穴用于治疗痰饮停滞所引起的失眠不寐,可以化湿浊,通络而安神。

3)其他:局部取穴治疗足踝扭伤、风湿性关节炎。另外,有应用本穴治疗网球肘、牙痛的报道。

另外,本穴常用作危重患者和脉管炎患者的重要脉诊部位。

针刺手法:直刺0.3～0.5寸,多施以平补平泻法。禁艾炷灸。

6. 太白

定位:足内侧缘,第一跖骨小头后缘,赤白肉际凹陷处。

释穴:太白穴首见于《灵枢·本输》。为足太阴脾经之输穴,五行属土。太,大也。——《广雅·释诂》。白乃金色。一种说法认为,该穴名意指脾经的水湿云气在此吸热蒸升,化为肺金之气。本穴物质为大都穴传来的天部水湿云气,至本穴后受长夏热燥气化蒸升,在更高的天部层次化为金性之气,故名"太白"。

功能主治:健脾和中,化湿止泻。

临床应用:1)健脾和中:本穴为脾经输土之穴,乃是土中之土,同时本穴还是脾经原穴,真气生发之地,能激发正气,针之健脾和中。

2)化湿止泻:太白穴化湿止泻之功与健脾和中的功能相辅相成,脾健则湿去,湿去则泻止。所以,针刺本穴可以化湿止泻。常用于治疗脾虚之腹痛、腹胀,肠鸣泄泻及四肢倦怠、乏力等。

针刺手法:直刺0.5～0.8寸,多施以补法或平补平泻法。可灸。(如图2-16)

7. 合谷

定位:手背,第一、二掌骨间,当第二掌骨中点桡侧。

释穴:合谷穴首见于《灵枢·本输》。手阳明大肠经原穴,五行属木。《说文解字》说:合,合口也。《韵会》上说:两山间流水之道也。合谷

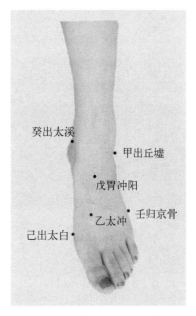

癸出太溪
• 甲出丘墟
戊胃冲阳
乙太冲　壬归京骨
己出太白

图2-16　太溪穴、丘墟穴、冲阳穴、京骨穴、太冲穴、太白穴位置图

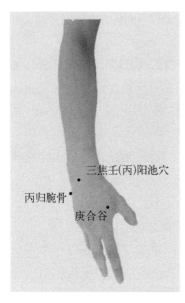

三焦壬(丙)阳池穴
丙归腕骨
庚合谷

图2-17 合谷穴、阳池穴、腕骨穴位置图

穴正位于第一、二掌骨之间，拇指、食指张开时可见凹槽，恰似合口之谷，按取类比像的方法，名曰"合谷"。

功能主治：疏风、清热解表，镇静止痛，通经活络。

临床应用：1）疏风、清热解表：本穴是治疗外感表症、急性热病的常用穴，广泛用于治疗感冒、发烧、咽痛、扁桃体炎及头痛等。

2）镇静止痛：常用于治疗牙痛、三叉神经痛、面肌痉挛、落枕、急性腰扭伤及痛经等，本穴为头颈部外科手术针刺麻醉的主要穴位，有良好的止痛效果。

3）通经活络：常用于治疗耳鸣、耳聋、鼻炎、闭经、腕关节痛、落枕等因经络不通引起的疼痛不适，有通经活络之效。

针刺手法：直刺0.5～1寸，或用透穴法，透劳宫、后溪，多施以泻法。（如图2-17）

8. 太渊

定位：腕掌侧横纹桡侧端，桡动脉搏动处。

释穴：太渊穴首见于《灵枢·本输》。手太阴肺经输（原）穴，五行属土。太，大也。——《广雅·释诂一》。渊，回水也。——《说文解字》。是水打漩涡的地方，一般这些地方的水会比较深。此处是人体脉气汇聚茂盛之地，故称"太渊"。

功能主治：调理肺气，通调血脉，祛风、清肺化痰，宣肺止咳。

临床应用：1）调理肺气、通调血脉：太渊穴为手太阴肺脉所注之输土穴，又为肺脏原气所出入之原穴。中医说：肺主气而朝百脉，百脉会于太渊。所以，针刺本穴能调节肺气，通调血脉。

2）祛风、清肺化痰、宣肺止咳：临床多用于咳嗽、咳痰，肺胀及咽痛、胸痛胸满；乳痈等。

针刺手法：直刺0.3～0.5寸，多施以补法、泻法或平补平泻。注意针刺时应避开桡动脉。禁用瘢痕灸。

9. 京骨

定位：足第五跖骨粗隆下方，赤白肉际处。

释穴：京骨穴首见于《灵枢·本输》，为足太阳膀胱经之原穴，五行属木。京，本义是人工筑起的土堆。在《说文解字》上说：京，人所为绝京丘也。因为足第五跖骨粗隆处向外隆起,所以古称"京骨"。本穴位于第五跖骨粗隆下方,因而得名"京骨"。

功能主治:清热止痉,明目舒筋。

临床应用:清热止痉,明目舒筋,本穴临床常用于治疗头痛、项强、目翳、视物模糊不清、癫痫、腰痛、佝偻病等。

针刺手法:直刺0.3～0.5寸,多施以泻法或平补平泻法。

10. 太溪

定位:足内踝尖与跟腱间凹陷处。

释穴:太溪穴首见于《灵枢·本输》。为足少阴肾经之输穴、原穴,五行属土。太者,大也;溪,山渎无所通者。——《说文解字》"所注为输",经过涌泉、然谷,脉气如水流至此已渐强盛,故名"太溪"。

功能主治:滋阴降火,补肾强腰。

临床应用:1)滋阴降火:本穴是治疗肾阴虚精亏的常用穴,常用于治疗肾阴虚火旺所引起的咽干齿痛、耳鸣耳聋、头晕、咯血、失眠不寐、遗精等。

2)补肾强腰:本穴是足少阴肾经之输穴、原穴,能激发人体正气,扶助元气,有强腰壮肾之功。常用于治疗肾虚腰痛、小便频数、阳痿、月经不调及下肢瘫痪等。

针刺手法:直刺0.5～0.8寸,多施以补法。可灸。

11. 阳池

定位:腕背横纹中,当指伸肌腱的尺侧缘凹陷处。

释穴:阳池穴首见于《灵枢·本输》。手少阳三焦经原穴,五行属木。池,《广韵》上说:停水曰池。阳池位于腕背横纹之凹陷中,蓄涵人体真元之气,故而得名"阳池"。

功能主治:和解少阳,通利三焦,舒筋通络。

临床应用:1)和解少阳:本穴和解少阳,扶正祛邪,治邪在半表半里之寒热往来症,疟疾等。

2)通利三焦:本穴为手少阳三焦经之原穴,乃是本源真气经过和留止之地,能扶助正气,祛除邪气,故针之能调理三焦。

3)通络舒筋:阳池穴因之能激发人体正气,疏通经络,常用于治疗因为经脉阻滞引起的软组织疾病,如腕部损伤、手臂肿痛、肩颈部活动不利、疼痛等,可以疏理筋络,通利少阳经气,止痛效果良好。

针刺手法:直刺0.3～0.5寸,多施以泻法或平补平泻。

12. 大陵

定位:在腕掌侧横纹正中,掌长肌腱与桡侧腕屈肌腱之间。

释穴:大陵穴首见于《灵枢·本输》。手厥阴心包经输(原)穴,五行属土。陵,大阜也。——《说文解字》。即大土丘之谓。因本穴五行属土,故以"大陵"命名来表现土的特性。

功能主治: 宁心安神,和营通络,宽胸理气。

临床应用: 1)和营通络,宽胸理气:大陵穴常用于治疗循环系统疾病,如治疗冠心病、心肌炎、心动过速等引起的心胸闷痛、刺痛、心悸等。

2)宁心安神:临床常用于神经衰弱、失眠的治疗,有很好的治疗作用。

3)其他:除局部治疗腕部筋伤外,有报道称,本穴对治疗足跟痛效果良好。

针刺手法: 直刺0.3～0.5寸,多施以泻法或平补平泻。(如图2-18)

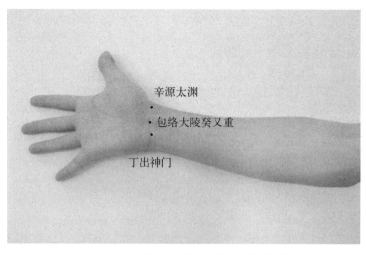

图2-18　太渊穴、大陵穴、神门穴位置图

第四节　十 五 络 穴

十五络穴歌

人身络脉一十五,我今逐一从头数。

手太阴络名列缺,手少阴络即通里。

手厥阴络为内关,手太阳络支正是。

手阳明络偏历当,手少阳络外关位。

足太阳络号飞扬,足阳明络丰隆记。

足少阳络为光明,足太阴络公孙记。

足少阴络名大钟,足厥阴络蠡沟配。

阳督之络号长强,阴任之络名屏翳*。

脾之大络是大包,十五络名君须记。

本歌选自《针灸聚英》,又名《针灸聚英发挥》。明代针灸学家高武撰写。

*屏翳:出自《针灸甲乙经》,即会阴穴。

(一) 十五络穴

说络穴之前,让我们先了解一下经脉和络脉。如果离开了络脉或经脉,那络穴也就失去了意义。经络系统包括了经脉和络脉,如果把经脉比喻成树干,而络脉就是由树干分出的树杈,树杈上又有小树枝,小树枝属于孙络。所以,《灵枢·脉度篇》上说:"经脉为里,支而横者为络,络之别者为孙。"经脉和络脉我们怎么区分呢? 在《灵枢·经脉第十》篇中,黄帝告诉我们说:"经脉十二者,伏行分肉之间,深而不见;⋯⋯诸脉之浮而常见者,皆络脉也。"络穴就是树杈从树干分出去的地方,也就是树干和树枝的结合点。络穴是经脉和络脉之间的纽带,加强经、络之间的联络。

络穴共十五个,十二正经各有一络穴,加上任、督二脉及脾之大络,共计十五络穴。络穴是络脉由经脉别出部位的腧穴,位于肘膝关节以下。正如歌词里唱的:"大河涨水小河满,不知小河水哎有多深哎,哎⋯⋯",经、络之间就如同相连通的江河一样,生理上相互连通、相互滋养;病理上相互影响、相互破坏。当经脉有病时可以由经及络,通过这个络穴传注于络脉,导致络亦病;络脉有病也可以由络穴内侵于经脉,导致经脉病。不仅是经、络感传,同时还可以表里经相传变,所以有"一络通两经"之说。

络穴在临床上应用范围广泛,既可以单独使用,也可以和其他穴位配合使用,如临床常用的原络配穴法、原郄配穴法等。急性炎症时,首选络穴,刺络出血,可以起到消炎止痛的作用,疗效不错。

(二) 《灵枢》关于络脉循行与病候的论述

手太阴络——列缺

循行:起于腕上分间,并太阴之经直入掌中,散入鱼际。

定位：桡骨茎突上方，当腕横纹上1.5寸处，肱桡肌与拇长展肌腱之间。

病候：其病——实则手锐掌热；虚则欠㰠，小便遗数。

针刺：向上或向下斜刺0.3～0.8寸，可灸。

手少阴络——通里

循行：去腕一寸半，别而上行，循经入于心中，系舌本，属目系。

定位：前臂掌侧，当尺侧腕屈肌腱桡侧缘，腕横纹上1寸处。

病候：其病——实则支膈；虚则不能言。

针刺：直刺0.3～0.8寸，可灸。（如图2-19）

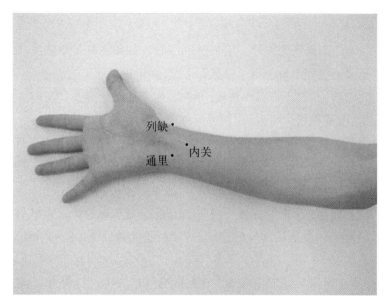

图2-19　列缺穴、通里穴、内关穴位置图

手厥阴络——内关

循行：去腕二寸，出于两筋之间，循经以上系于心包，络心系。

定位：腕横纹上2寸处。掌长肌腱与桡侧腕屈肌腱之间。

病候：其病——实则心痛；虚则为头强。

针刺：直刺0.5～1寸，可灸。

手太阳络——支正

循行：上腕五寸，内注少阴，其别者，上走肘，络肩髃。

定位：在前臂外侧后缘，当阳谷与小海连线上，阳谷上5寸处。

病候：其病——实则节驰肘废；虚则生肬，小者如指痂疥。

针刺：直刺或斜刺0.5～0.8寸,可灸。

手阳明络——偏历

循行：去腕三寸,别如太阴;其别者,上循臂,乘肩髃,上曲颊偏齿;其别者,入耳合于宗脉。

定位：屈肘,在阳溪与曲池连线上,当腕背横纹上3寸。

病候：其病——实则龋、聋;虚则齿寒、痹隔。

针刺：直刺0.5～0.8寸,或斜刺1寸,可灸。

手少阳络——外关

循行：去腕二寸,外绕臂,注胸中,合心主。

定位：阳池与肘尖连线上,腕背横纹上2寸,尺桡骨之间。

病候：其病——实则肘挛;虚则不收。

针刺：直刺0.5～1寸,可灸。(如图2-20)

足太阳络——飞扬

循行：去踝七寸,别走少阴。

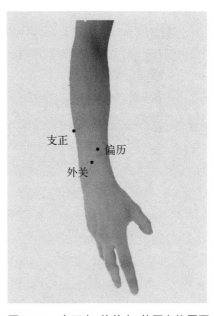

图2-20　支正穴、外关穴、偏历穴位置图

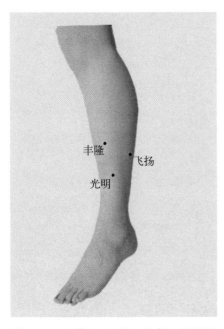

图2-21　丰隆穴、光明穴、飞扬穴位置图

定位：小腿后,当外踝后昆仑直上7寸,承山外下方1寸处。

病候：其病——实则鼽窒、头背痛;虚则鼽衄。

针刺：直刺1～1.5寸,可灸。

足少阳络——光明

循行：去踝五寸,别走厥阴,下络足跗。

定位：外踝尖上5寸,腓骨前缘处。

病候：其病——实则厥;虚则痿躄。

针刺：直刺1～1.5寸,可灸。(如图2-21)

足阳明络——丰隆

循行：去踝八寸,别走太阴;其别者,循胫骨外廉,上络头项,合诸经之气,下络喉嗌。

定位：小腿前外侧,当外踝尖上8寸,条

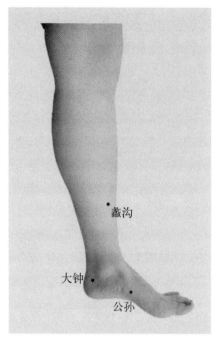

图2-22 大钟穴、蠡沟穴、公孙穴位置图

口外,距胫骨前缘两横指。

病候:其病——气逆则喉痹瘁瘖;实则狂癫;虚则足不收胫枯。

针刺:直刺1～1.5寸,可灸。

足太阴络——公孙

循行:去本节之后一寸,别走阳明;其别者,入络肠胃。

定位:足内侧缘,当第一跖骨基底部前下方。

病候:其病——厥气上逆则霍乱;实则肠中切痛;虚则鼓胀。

针刺:直刺0.5～1寸,可灸。

足少阴络——大钟

循行:当踝后绕跟,别走太阳;其别者,并经上走于心包,下外贯腰脊。

定位:当太溪穴下0.5寸稍后,跟腱内缘处。

病候:其病——气逆则烦闷;实则闭癃;虚则腰痛。

针刺:直刺0.3～0.5寸,可灸。(如图2-22)

足厥阴络——蠡沟

循行:去内踝五寸,别走少阳;其别者,经胫上睾,结于茎。

定位:在足内踝尖上5寸,胫骨内侧面中央。

病候:其病——气逆则睾肿卒疝;实则挺长;虚则暴痒。

针刺:平刺0.5～0.8寸,可灸。

任脉络——尾翳(也称鸠尾穴)

循行:下鸠尾,散于腹。

定位:又名会阴。当生殖器与肛门连线的中点处。

病候:其病——实则腹皮痛;虚则痒搔。

针刺:直刺0.5～0.8寸,孕妇慎针。

督脉络——长强

循行:挟膂上项,散头上,下当肩胛左右,别走太阳,入贯膂。

定位:尾骨尖下0.5寸处,约当尾骨尖端与肛门连线的中点处。

病候：其病——实则脊强；虚则头重，高摇之挟脊之有过者。

针刺：斜刺0.5～1寸，针尖朝上与骶骨平行，不可直刺，以防伤及直肠，不灸。

脾之大络——大包

循行：出渊腋下三寸，布胸胁。

定位：在胸胁部腋中线上，当第6肋间隙处。

病候：其病——实则身尽痛；虚则百节尽皆纵，此脉若罗络之血者。

针刺：斜刺或向后平刺0.5～0.8寸，不可直刺，以免伤及内脏，可灸。(如图2-23)

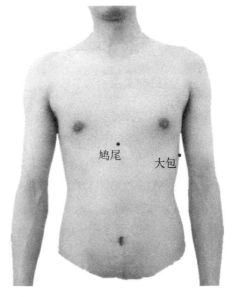

图2-23　尾翳穴（鸠尾穴）、大包穴位置图

（三）原穴、络穴在临床上的应用

原穴和络穴在临床上既可以单独应用，也可以相互配合应用，还可以和其他穴位配合使用。

一、原穴单独使用

凡五脏六腑之有疾者均可取原穴治疗，在临床上，针刺原穴可以激发三焦原气，通达头身四肢，调整脏腑经络功能，如针太渊穴治疗肺病，针刺合谷穴缓解阑尾炎引起的疼痛等。

原穴适应范围广，尤宜于虚证、久病的患者，理三焦，激发原气，临床只要辨证清楚大多都可以以原穴为主穴或配穴治疗。同时，原穴还具有良好的诊断作用，很多脏腑经络病变都可以通过检查原穴作为诊断依据。

二、络穴单独使用

1. 络穴可以治疗所属经脉、络脉的病症，如络穴丰隆穴，"其别者，循胫骨外廉，上络头项，合诸经之气，下络喉嗌"，所以，根据其走向，络穴可以治疗足阳明络之疾，如咽喉肿痛、痰多、失音，足阳明之实症狂癫，虚症足不收、胫枯等。

2. 络穴可以治疗表里两经的病症,如足阳明络穴丰隆,既可以治疗胃经的病症,也可以治疗脾经病症;同样,足太阴络穴公孙,可以治疗脾经病症,也可以治疗胃经病症。

三、原络配穴法

原络配穴法因为治症广泛,广为人知,在临床上应用比较多。

1. 原络主客配穴法:又称表里经原络配穴法。就是当相表里的脏腑经络生病,以先病的一脏或一腑为主,取本脏腑的原穴为主穴;而后病的则为客,取与其相表里的经络穴为客穴。如肝病,肝郁气滞而病不升,肝不能升则胆不能降,导致胆亦病,治疗以肝脏原穴太冲为主,再配以与之相表里的胆经络穴光明为客穴。反过来,如果是胆腑病变的患者,病变影响及肝脏,针刺以胆之原穴丘墟为主,以肝经络穴蠡沟为客穴。再如肺先病,大肠后病,针刺可先取肺经原穴太渊,再取大肠经络穴偏历;反之,若大肠经先病,肺经后病,则针刺取大肠经原穴合谷,再取肺经络穴列缺治疗。

2. 本经原络穴同治:当某一脏腑经络生病时,即取本经原穴,再配以本经的络穴进行针刺,如胃痛患者,胃部胀痛不舒,可以选取胃的原穴冲阳,同时针胃经络穴丰隆治疗。或心悸患者,因为心包为心之宫城,有代君受邪之职。所以,心脏病患者在针灸治疗时,首先选取心包经的原穴大陵,再配以手厥阴心包经之络穴内关进行针刺,这样的配穴方法即是本经原络穴同治法。

四、原络穴的其他配穴法

原穴、络穴在临床上还有很多其他形式的配穴方法。比如原郄配穴法、俞原配穴法、原合配穴法、同名经络穴配穴法等,但究其要不过是特定穴的各种变化组合,这些配穴方法的出现为我们打开了一扇窗,既丰富了特定穴的内涵,也为临床实践提供了更多的可能性,临床上可以根据病情的需要灵活应用。

五、络穴的取穴要点

《灵枢·经脉第十》云:“凡此十五络者,实则必现,虚则必下,视之不见,求之上下,人经不同,络脉异所别也。”这是《黄帝内经》关于十五络穴的找穴要点,穴位点因为虚实寒热之不同而有不同的变化,“实则必现”在临床上多表现为局部隆起、硬结等;虚证则会在穴位局部呈现出虚软和陷下的状态,而这样的一个找穴方法不只适用于络穴,完全可以作为我们临床医生找穴的总原则,而不必墨守成规地按图索骥。

络穴的另一个取穴窍门是,因为“人经不同”,所以“求之上下”,这也是西安的铁萱老师教给我的找穴窍门。其实,这个取穴法门早在《黄帝内经》中就有明示,先师已经传授给我们了，只怪我们经典读得少，读得浅，临床上按套路出招，按规范取穴，殊不知"人经不同"，削足适履，焉能取效？！

第五节　俞穴、募穴

俞　募　穴　篇

——俞穴歌

胸三肺俞四厥阴，心五肝九胆十临。

十一脾俞十二胃，腰一三焦腰二肾。

腰四骶一大小肠，膀胱骶二椎外寻。

本歌选自《针灸集锦》

上十二个穴位均位于膀胱经第一侧线之上，在距脊柱旁开1.5寸处。

俞　募　穴　篇

——募穴歌

大肠天枢肺中府，小肠关元心巨阙。

膀胱中极肾京门，肝募期门胆日月。

胃募中脘脾章门，三焦募在石门穴。

膻中穴是包络募，从阴引阳是妙诀。

本歌选自《针灸集锦》

（一）募穴与俞穴概述

募穴最早见于《黄帝内经》，在《素问·奇病论》中说："故胆虚气上溢，而口为之苦，治之以胆募俞"。在《难经·六十七难》也有"五脏募皆在阴，而俞皆在阳者"的记载，然而两部医书均没有记载具体的穴位，直到《脉经》才明确录出十个募穴穴位，后又经整理补充，十二募穴始臻完备，即天枢、中府、关元、巨阙、中极、京门、期门、日月、中脘、章门、石门、膻中十二个穴位。

募穴是脏腑之气输注、结聚于胸腹部的腧穴。分布于胸腹部，其分布与相配属的脏腑位置高低基本一致。但本脏腑募穴不一定在本经经脉上，如胃之募穴中脘在任脉上。

同样，俞穴是脏腑之气输注、结聚于腰背部的腧穴。与募穴不同的是，《灵枢·背腧第五十一》中专篇介绍背俞穴，其穴位主要分布在膀胱经的第一侧线之上，这也从另一个侧面说明了膀胱经对人体的重要作用。

在临床上，背俞穴以治疗五脏疾病为主，比如在《素问·咳论篇》中，当岐伯先师提出了"五脏六腑皆令人咳，非独肺也"。这句非常著名的论点之后，一下子吊起了黄帝的口味，帝曰："愿闻其状"。岐伯于是向黄帝详细地介绍了各种咳状。最后黄帝问，"治之奈何？"岐伯曰："治藏者治其俞，治腑者治其合，浮肿者治其经"，这里明确指出了，五脏有病可以选择俞穴进行治疗。相反，腹募穴则以治疗六腑之疾为主，也可以治疗五脏病。

因为胸腹位于身前属阴，腰背在于身后而属阳，胸腹与腰背前后呼应，所以，元代滑伯仁在《十四经发挥》中说："阴阳经络，气相交贯；脏腑腹背，气相通应。"在《难经·六十七难》中也有一句话说："五脏募皆在阴，而俞在阳者，何谓也？然：'阴病行阳，阳病行阴，故令募在阴，俞在阳。'"短短31个字的一段问答，"阴"和"阳"两个字竟出现了8次之多，读来似乎有一点绕，所以有必要先对"阴"和"阳"两个字做一下解释。

其中，"五脏募皆在阴"的"阴"字是指胸腹部，因为胸腹部为阴；古代中国是农业社会，农民面朝黄土背朝天，所以朝天一面的后背为阳，面朝地的一面为阴。而"俞在阳者"的"阳"字是指腰背部，腰背部为阳。"阴病行阳"中，"阴病"是指五脏病、五脏之气输注于腰背部，"阳"是指腰背部。相反，"阳病行阴"一句，"阳病"指六腑病，六腑为阳，"阴"字是指胸腹部。"募在阴"的"阴"字是指胸腹部，募穴位于胸腹部；俞穴在为阳的腰背部，所以说"俞在阳"。

"阴病行阳，阳病行阴"是输注的意思，"五脏有病，五脏之气输注于腰背部的俞穴；六腑有疾，六腑之气输注于胸腹部的募穴。所以叫"阴病行阳，阳病行阴"。这是关于俞穴、募穴同时出现的最早记载，后世医家以此为理论依据，开展了很多有效的临床探讨。

每次我们提到俞穴就会很自然地想到募穴，同样每次说起募穴，一般也离不开俞穴。所谓"打虎亲兄弟，上阵父子兵"，这两组腧穴就像一对亲兄弟一样如影随形，相伴而行。二者的关系主要表现在功效上的相辅相成，五脏病则俞穴做先锋主力，募穴配合助攻；六腑病则反过来以募穴为主攻手，而俞穴配合募穴以加强募穴力量。其实，除了相互配合外，俞、募穴还可以单独使用，各自能独当一面。

俞、募穴在临床上的具体应用有以下几个方面：

一、俞募配穴法

俞募配穴法,通俗地讲,就是俞穴和募穴相互配合使用以加强疗效的一种方法。治疗时,以一穴为主,另一穴为辅,如五脏有病,针背俞穴为主,辅以相对应或者相表里的腹募穴;六腑有病针腹募穴为主,辅以相对应或者相表里的背俞穴。简单说,如果患者胃脘痛,胃脘为六腑之病,针胃募中脘为主,辅以背部胃俞穴。俞募配穴法如果再往下延伸就是俞募脏腑配穴法,即针中脘穴的同时,取与胃相表里的背俞穴脾俞。再如心脏有疾,当胸而痛,针心俞穴为主,取与之相对应的心募巨阙穴;又因为心与小肠相表里,进一步可以针关元为辅,形成俞募脏腑配穴法。其他几组配穴以此类推。这些穴位在临床中往往作为主穴或者基础穴选用,根据患者实际情况可以在这个基础上加减变化,以增强疗效。

由俞募配穴法衍伸出的俞募脏腑配穴法更能体现《难经·六十七难》所谓"五脏募皆在阴,而俞在阳者"及《素问·咳论篇》"治藏者治其俞"的经旨,临床应用价值也更高。仍以患者胃脘痛为例,主穴中脘,辅穴脾俞,这样的组合方式,使得脾能升清胃能降浊,形成良性循环互动,也是"阴阳经络,气相交贯;脏腑腹背,气相通应。"这句话最生动的诠释。

2006年我接诊一患者,为某高校后勤管理中心领导。自述胃脘部满闷不舒半天,按之微痛。诊左关部脉紧略弦,右关部脉弱。查穴:在背部肝俞穴处触及一枣核大的硬结隆起,并有明显压痛。诊断为肝郁克脾,导致脾土运化失职,盘郁于中焦所致。因患者惧针,故以手代针,为其点按肝俞穴为主,配合中脘、右天枢二穴,用泻法。术后,患者自觉腹部轻松许多。当天晚上患者主动给我打电话说:"下午回办公室后,矢气连连,好生痛快,现在腹部已经没有任何不适了!"

二、输穴、募穴的单独应用

《素问·阴阳应象大论》云:"故善用针者,从阴引阳,从阳引阴"。根据患者的实际情况,在临床治疗中,经常会单独使用俞穴和募穴,即分别是"从阴引阳法"和"从阳引阴法"。

从阴引阳法

如六腑病选择募穴为主进行治疗,叫"从阴引阳"或"阳病治阴"。如大肠病取天枢治疗,胃脘痛取中脘穴治疗等等,即是"从阴引阳"的选穴方法。所以,李东垣在《脾胃论》中说:"凡治腹之募,皆为原气不足,从阴引阳,勿误也。"

从阳引阴法

五脏病而选取俞穴进行治疗,叫作"从阳引阴"或"阴病治阳"。如肝郁不舒,选取肝俞穴治疗；脾病针脾俞，即是"从阳引阴"的选穴方法。

三、俞募穴在诊断中的作用

俞募穴不仅用于临床治疗，还可以作为脏腑问题的病理反应点，用于临床诊断。《素问·痹论篇》为我们揭示了邪客于六腑俞的演变过程，说："六腑亦各有俞，风寒湿气中其俞，而食饮应之，循俞而入，各舍其腑也"，正因为"阴阳经络，气相交贯；脏腑腹背，气相通应"的特性，既然是"循俞而入"，必然在所过之处留下痕迹。所以，《灵枢·背腧第五十一》说："则欲得而验之，按其处，应在中而痛解，乃其腧也。"

在临床上，我们可以"审募而察俞，察俞而诊募"。如果是六腑发生病变，每每在相关的募穴处出现压痛或敏感反应，所以，六腑之病，取本腑募穴，治疗效果较好。如果是五脏发生病变一般会在腰背部相应的俞穴上出现反应点。

我有一位朋友，患高血压20余年，收缩压到达150毫米汞柱，舒张压到达90毫米汞柱的时候，就会发生胸口痛，有压榨的感觉，中西药物都用过，尝试了各种治疗方法，久治乏效。每次发作时我给他中药调理，也只能是缓解病情，始终不能断根。有一次他去福源禅寺找慧海主持喝茶，谈到了这个问题，彼时席间有一位来自北京的医生，慧海法师听他这个情况就请医生为他诊脉，医生诊脉后告诉他："你的问题在背上"，不用吃药，针灸即可。随后在朋友后背触诊，找到一个杏核大小的筋包，正是心俞穴的位置。针灸取心俞穴及华佗夹脊穴，施针后朋友顿觉后背一松，胸中畅然。这位医生取的就是背俞穴，真是深谙此道之高手！

病变反应因为病理性质的不同，一般在相应的俞募穴上出现不同的变化。比如热性病，肤色会变红或热淤皮下，局部突起，高出皮肤；寒症、虚证、肤色会变青、变白或变黑等。实证皮下会变硬，按之坚硬，或如条索状；虚证按之虚软无力等。还是那句话"有诸内者，必形之于外"。只要我们在临床上用心体会、摸索，一定会有所发现。日积月累，你的望穴、摸穴水准自非寻常可比。

（二）俞穴

一、肺俞

定位： 第3胸椎棘突下，旁开1.5寸。

释穴： 肺俞穴首见于《灵枢·背腧》，背俞穴之一。俞，空中木为舟也。——《说文解字》。段玉裁注：空中木者，舟之始。肺俞内应于肺，是肺之精气输注、结聚于背部的腧穴，故曰"肺俞"。

功能主治：宣肺理气、清肺解表，辨证诊断。

临床应用：1）宣肺理气、清肺解表：本穴内应肺脏，可以开胸、宣发肺气，临床常用于治疗胸闷气短、咳嗽咳痰、咯血、哮喘等，对于呼吸系统疾病，无论是外感还是内伤，均有一定的治疗作用。

2）辨证诊断：本穴是肺脏精气输注于腰背之处，可以反映疾病情况，尤其是呼吸系统疾病的患者，在肺俞穴一般都有类似结节、压痛或肤色改变之类的反应点，有助于诊断。

3）其他：本穴临床常被推拿医生用于治疗软组织损伤，如背及肩颈部软组织劳损，疼痛，僵硬不舒等。

针刺手法：向内斜刺0.5～0.8寸，本穴不可直刺或深刺，内有重要脏器，以免伤及肺脏，造成气胸。多施以平补平泻或泻法。

二、厥阴俞

定位：第四胸椎棘突下，旁开1.5寸。

释穴：厥阴俞穴首见于《备急千金要方》，背俞穴之一。厥阴俞穴是手厥阴心包经精气输注于背部的腧穴，故曰"厥阴俞"。

功能主治：宣通胸阳，理气活血、止痛；辨证诊断。

临床应用：1）宣通胸阳，理气活血、止痛：本穴宽胸理气，宣通心阳，用于治疗因气机不畅、血脉阻滞所引起的心胸憋闷不舒、刺痛、心绞痛、心悸及心肌炎，风湿性心脏病、心外膜炎等。

2）辨证诊断：本穴是手厥阴心包经的病症反应点，临床常作为医生辨证诊断的依据。

针刺手法：向内斜刺0.5～0.8寸，本穴不可直刺或深刺，内有重要脏器，以免伤及肺脏，造成气胸。多施以平补平泻法。可灸。

三、心俞

定位：第五胸椎棘突下，旁开1.5寸。

释穴：心俞穴首见于《灵枢·背腧》，背俞穴之一。心俞穴内应于心，是心之精气输注于背部的腧穴，故曰"心俞"。

功能主治：宽胸理气，通络；养心安神。

临床应用：1）宽胸理气，通络：本穴临床常用于治疗冠心病、心绞痛、胸闷气短、心慌心悸及咳嗽、咯血等。

2）养心安神：本穴养血宁心安神，故临床常用于治疗失眠、健忘、心烦、癫痫等。

3）辨证诊断：本穴是心胸疾病的病症反应点,可以作为诊断依据。

针刺手法: 向内斜刺0.5～0.8寸,本穴不可直刺或深刺,内有重要脏器,以免伤及肺脏,造成气胸。多施以平补平泻法。可灸。

四、肝俞

定位: 第九胸椎棘突下,旁开1.5寸。

释穴: 肝俞穴首见于《灵枢·背腧》,背俞穴之一。肝俞穴内应于肝,是肝之精气输注于背部的腧穴,故曰"肝俞"。

功能主治: 疏肝理气,解郁;熄风明目。

临床应用: 1）疏肝理气,解郁:本穴疏解风木之郁,理气而止痛,常用于治疗肝郁气滞或肝郁克脾引起的胁胀胁痛、腹痛、胃痛、黄疸等。

2）熄风明目:肝俞穴功善熄风,治风木上扰所引起的目暗不明、视物不清、夜盲、胸胁胀痛、咳嗽、咯血、心悸等。

3）辨证诊断:本穴是肝脏疾病的病症反应点,可以作为诊断依据。

4）其他:局部的治疗作用,用于治疗腰背部僵硬,疼痛不舒等软组织损伤。

针刺手法: 向内斜刺0.5～0.8寸,本穴不可直刺或深刺,内有重要脏器。多施以泻法或平补平泻法。

五、胆俞

定位: 第十胸椎棘突下,旁开1.5寸。

释穴: 胆俞穴首见于《素问·奇病论》,背俞穴之一。胆俞穴内应于胆,是胆之精气输注于背部的腧穴,故曰"胆俞"。

功能主治: 清肝利胆,清热化湿。

临床应用: 1）清肝利胆,清热化湿:本穴清利肝胆湿热,常用于治疗口苦、肋痛、潮热、黄疸及胆囊炎、胆道蛔虫症等。

2）辨证诊断:本穴是胆腑疾病的病症反应点,临床可以作为诊断依据。

3）其他:局部的治疗作用,用于治疗腰背部软组织损伤。

针刺手法: 向内斜刺0.5～0.8寸,本穴不可直刺或深刺,内有重要脏器。多施以泻法。

六、脾俞

定位: 第十一胸椎棘突下,旁开1.5寸。

释穴：脾俞穴首见于《灵枢·背腧》，背俞穴之一。脾俞穴内应于脾，是脾之精气输注于背部的腧穴，故曰"脾俞"。

功能主治：健脾和胃，化湿升清。

临床应用：1）健脾和胃，化湿升清：本穴内应于脾，是脾之精气所注。所以，临床善于治疗脾虚运化失司，不能升清等症，如腹痛、腹泻、腰腹胀满、邪气积聚、黄疸、泻痢身重及四肢不收等。

2）辨证诊断：本穴是脾脏疾病的病症反应点，可作为临床诊断的依据。

3）其他：局部的治疗作用，用于治疗腰背部软组织损伤。

针刺手法：向内斜刺0.5～0.8寸，不可深刺。多施以补法或平补平泻法。宜灸。

七、胃俞

定位：第十二胸椎棘突下，旁开1.5寸。

释穴：胃俞穴首见于《针灸甲乙经》，背俞穴之一。胃俞穴因其内应于胃腑，是胃之精气输注于背部的腧穴，故曰"胃俞"。

功能主治：和胃降逆，理中健脾。

临床应用：1）和胃降逆，理中健脾：本穴内应于胃，是胃之精气所注。临床用于治疗胃部疾患，如胃部胀闷不舒、胃痛、呃逆、食积不化、呕吐、噎膈、胃下垂等。

2）辨证诊断：本穴为胃腑疾病的病症反应点，是胃部疾病临床诊断的依据。

3）其他：局部的治疗作用，用于治疗腰背部软组织损伤。

针刺手法：向内斜刺0.5～0.8寸，不可深刺。多施以泻法、补法或平补平泻法。宜灸。

八、三焦俞

定位：第一腰椎棘突下，旁开1.5寸。

释穴：三焦俞穴首见于《针灸甲乙经》，背俞穴之一。三焦俞穴因其内应于三焦腑，是三焦精气所输注于腰部的腧穴，故曰"三焦俞"。

功能主治：理三焦，利水道；益肾强腰。

临床应用：1）理三焦，利水道：本穴内应三焦，为三焦精气所注输。善于通调水道，理三焦，临床常用于治疗三焦病症，如呕吐、肠鸣、泄泻、水谷不化、痢疾等症。尤其多用于治疗泌尿生殖系统疾病如小便不利、癃闭、淋症、白浊、血尿、水肿等。

2）益肾强腰：本穴益肾之阳而强腰，多用于治疗腰背强痛，或腰脊冷痛、遗精、早泄、阳痿等。

3. 辨证诊断：本穴为三焦腑疾病的病症反应点，是三焦腑疾病临床诊断的依据。

针刺手法：斜刺或直刺0.5～1.2寸，不可深刺。多施以平补平泻法或补法。

九、肾俞

定位：第二腰椎棘突下，旁开1.5寸。

释穴：肾俞穴首见于《灵枢·背腧》，背俞穴之一。肾俞穴其内应于肾，是肾之精气所输注于腰部的腧穴，故曰"肾俞"。

功能主治：滋阴益肾，温肾助阳。

临床应用：1）滋阴益肾，温肾助阳：本穴是肾之精气所输注于背部的腧穴，功善补肾阴、肾阳。常用于治疗肾阴虚、肾阳虚或阴阳两虚所致诸症。如肾虚眩晕耳鸣、腰酸腰痛、腰膝酸软无力、阳痿、早泄、遗精、女子宫冷不孕、月经不调、寒湿带下、淋症、小便不利等等。

2）辨证诊断：触诊本穴可作为诊断肾虚或肾脏疾病的依据。

针刺手法：直刺0.5～1.2寸，多施以补法。宜灸。

十、大肠俞

定位：第四腰椎棘突下，旁开1.5寸。

释穴：大肠俞穴首见于《针灸甲乙经》，背俞穴之一。大肠俞穴其内应于大肠，是大肠之精气所输注于腰部的腧穴，故曰"大肠俞"。

功能主治：理气通腑，调和肠胃；强壮腰膝。

临床应用：1）理气通腑，调和肠胃：本穴通调大肠，通利肠胃，常用于治疗大肠传导失司所引起的疾病，可以双向调节。如便秘、泄泻、痢疾、久泻脱肛、痔疮等。

2）强壮腰膝：本穴是治疗肾虚、腰肌劳损及腰部软组织损伤的常用穴，刺之可以强腰膝、壮筋骨。

3）辨证诊断：触诊本穴可作为诊断大肠疾病的依据。

针刺手法：直刺1.5～2寸，多施以平补平泻法，宜灸。

十一、小肠俞

定位：在骶正中棘旁开1.5寸，平第一骶后孔处。

释穴：小肠俞穴首见于《针灸甲乙经》，背俞穴之一。小肠俞穴因其内应于小肠，是小肠之精气所输注于腰骶部的腧穴，故曰"小肠俞"。

功能主治：清热利湿，通调二便。

临床应用： 1）清热利湿，通调二便：本穴清利小肠之湿热，常用于治疗泌尿生殖系统疾病，如小便不利，癃闭，淋症，遗尿，遗精及妇科盆腔炎，阴道炎，带下，月经不调等。还可以用于治疗痢疾、腹泻、便秘、痔疮等肠道系统疾病。

2）其他：本穴常用于治疗腰骶部软组织损伤，如骶髂关节紊乱，坐骨神经痛等。

针刺手法： 直刺0.8～1寸，多施以泻法或平补平泻法。

十二、膀胱俞

定位： 在骶正中棘旁开1.5寸，平第二骶后孔处。

释穴： 膀胱俞穴首见于《针灸甲乙经》，背俞穴之一。膀胱俞穴因其内应于膀胱，是膀胱之精气所输注于腰骶部的腧穴，故曰"膀胱俞"。

功能主治： 清热利湿，温阳化气。

临床应用： 1）清热利湿，温阳化气：本穴清利下焦湿热，同时能化气行水，常用于治疗各种膀胱病变，如小便不利、癃闭、淋症、遗尿、尿痛、遗精等。

2）其他：本穴常用于治疗腰骶部软组织损伤，如骶髂关节紊乱、坐骨神经痛等。

针刺手法： 直刺0.8～1寸，多施以补法、泻法或平补平泻法。宜灸。（如图2-24）

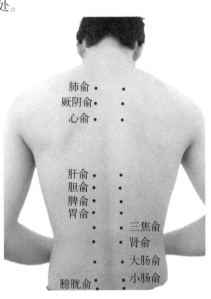

肺俞
厥阴俞
心俞

肝俞
胆俞
脾俞
胃俞
　　三焦俞
　　肾俞
　　大肠俞
膀胱俞　　小肠俞

图2-24　十二背俞穴图

（三）募穴

一、大肠募天枢

定位： 在腹中部，当脐中旁开2寸处。

释穴： 天枢穴首见于《脉经》，为大肠募穴。枢，在《说文解字》上说：枢，户枢也。是老式房门上的转轴。岐伯在《素问·至真要大论》中说："身半以上，其气三矣，天之分也，天气主之。身半以下，其气三矣，地之分也，地气主之。以名命气，以气命处，而言其病。半，所谓天枢也。"本穴位于脐旁2寸，正所谓"身之半"处，有双向调节功能，为天地之枢纽，故名"天枢"。

功能主治： 理气通滞，调理肠腑。

临床应用：1）理气通滞，调理肠腑：本穴为大肠募穴，善于治疗大肠腑病，是治疗肚腹之疾的要穴，有双向调节作用。临床常用于治疗腹痛、腹胀、泄泻、痢疾、便秘等胃肠疾病。

2）其他：本穴常用于治疗妇科病变，如月经不调、痛经、呕吐等。

针刺手法：直刺1～2寸，多施以平补平泻法。孕妇慎针，禁灸。

二、肺募中府

定位：胸前正中线旁开6寸处，平第一肋间隙，云门穴直下1寸处。

释穴：中府穴首见于《脉经》，为肺之募穴。中，中气也，也指中焦；府，聚也。——《玉篇》。手太阴肺经起于中焦，其气禀中焦水谷精微而生，而中府穴是手、足太阴经交会之穴，经气聚会于此，故名"中府"。

功能主治：宣肺理气，止咳平喘；补益胸中。

临床应用：1）宣肺理气，止咳平喘：本穴调理肺经经气，有宣肺止咳之功。临床主要用于治疗呼吸道疾病，如外感咳嗽咳痰、肺炎、支气管炎、支气管扩张、肺结核、哮喘等。

2）补益胸中：中府是肺经经气结聚之处，多用于治疗久病气虚或肺气虚等虚损为患，有补益之功。

3）其他：本穴具有诊断功能，对于肺结核或支气管哮喘的患者，此处常有压痛或条索状硬结。另外，本穴常用于治疗肩关节周围炎或其他肩部软组织损伤。

针刺手法：向外上方斜刺0.3～0.8寸，治疗虚证用补法；宣肺理气，止咳平喘多施以泻法或平补平泻法。

三、小肠募关元

定位：在下腹部正中线上，当脐下3寸处。

释穴：关元穴首见于《灵枢·寒热》，为小肠募穴。关，以木横持门户也。——《说文解字》。为关隘要地。在《尔雅·释诂》上说："元，始也。"本穴正当下腹丹田之处，为人体元气生发之地，是元气之始，故名"关元"。

功能主治：培补元气，温肾益阳；调经止带。

临床应用：1）培补元气、温肾益阳：本穴为炼丹家炼丹之要地，人体强壮之要穴，既有保健功效，又有治疗之功。能培元而固本，延年而益寿。临床主要用于治疗虚损性疾患，如虚羸乏力、肾虚腰痛、腰酸无力、头晕健忘、四肢逆冷、阳痿、早泄、遗精、尿频、白浊、脏器下垂、脱肛、中风脱证等。

2）调经止带：本穴常用于治疗下焦虚或肾虚所引起的月经不调、痛经、经期小腹坠痛、闭经、带下、恶露不止等。

针刺手法：直刺1～2寸，针刺前将尿排尽，宜灸。多施以补法。孕妇禁针。

四、心募巨阙

定位：在上腹部前正中线上，当脐中上6寸处。

释穴：巨阙穴首见于《针灸甲乙经》，为心之募穴。巨，大也。——《小尔雅》；"阙"字的本义，在《说文解字》中说："阙，门观也。"阙，还有另外一种解释，是豁口，空缺意思。本穴位于胸骨剑突之下，剑突与两侧肋弓形成一个巨大的豁口凹陷，故本穴名为"巨阙"。

功能主治：宽胸化滞，安心宁神。

临床应用：1）宽胸化滞：本穴临床用于治疗胃胀胃痛，或腹痛，反胃，吐逆不食，噫嗝，呃逆等。

2）安心宁神：本穴为心经募穴，有宽胸安心、宁神之功，常用于治疗心痛、心烦、惊悸、健忘、胸闷气短等心血管疾病。

针刺手法：直刺或向下斜刺0.5～1寸，多施以平补平泻法。

五、膀胱募中极

定位：在下腹部正中线上，当脐下4寸处。

释穴：中极穴首见于《素问·骨空论》，乃膀胱之募穴。极，栋也。——《说文解字》，就是屋子正中的最高处。本穴位于小腹之中，膀胱之气血精华汇聚于此达到极点，故名"中极"。

功能主治：温肾益阳，调理下焦；通利膀胱；暖宫化瘀。

临床应用：1）温肾益阳，调理下焦：本穴可以调理下焦，有温肾补益之力，用于治疗肾阳虚下元虚冷所致诸症。

2）通利膀胱：本穴通利下焦，有双向调节之功，用于治疗小便不利、癃闭、遗尿、遗精、早泄、阳痿、淋证等。

3）暖宫化瘀：本穴是妇科经带胎产疾病的常用穴，可以温暖胞宫，有化瘀之能，用于治疗宫冷不孕、胞宫血瘀腹痛、恶露不尽、带下、月经不调、痛经等。

针刺手法：直刺1～2寸，针刺前将尿排空。孕妇禁针。本穴多施以补法或平补平泻法。宜灸。

六、包络募膻中

定位：胸部正中线上，平第四肋间隙。

释穴：本穴首见于《灵枢·根结》。膻，胸中也。《说文解字》中说：中，和也。又，不偏之谓中。本穴正当胸之正中，故名"膻中"。乃是宗气聚集之处，为宗气之海。

功能主治：宽胸理气，通络止痛，清肺止喘。

临床应用：1）宽胸理气，通络止痛：本穴为气之所会，募穴之一，善于调理气机，临床常用于治疗因胸腹部气机不畅、气机阻滞、经络不通所引起的胸痹心痛，心胸憋闷疼痛，气短，心烦心悸，呃逆，噫嗝等，能够理气通络而止痛。

2）清肺止喘：本穴临床常用于治疗呼吸系统疾病，如咳嗽、哮喘、肺胀、呼吸困难、咳唾脓血等。

3）其他：本穴常用于治疗妇科病，如妇人少乳、缺乳、乳腺炎、乳痈等。

针刺手法：平刺0.3～0.5寸，多施以补法或平补平泻法。

七、肝募期门

定位：乳头直下，第六肋间隙，前正中线旁开4寸处。

释穴：期门穴首见于《伤寒杂病论》，乃是肝之募穴。期，会也。——《说文解字》。段玉裁注：会者，合也，期者，邀约之意，所以为会合也。门，《玉篇》说，人所出入也。经脉以手太阴肺经为始，终于足厥阴肝经，至足厥阴肝经再向上交于手太阴肺经，开始新的有规律的循环，如有期约。而期门穴是肝之气血精华募集之处，肝经之终穴，与肺经交接之门户，故名"期门"。

功能主治：疏肝理气，活血化瘀。

临床应用：1）疏肝理气：本穴是肝之气血精华募集之处，善于调理肝气，常用于治疗肝气郁滞所引起的诸症。如胁痛、胸胁满闷不舒、乳房胀痛、黄疸、腹胀、吞酸、呃逆、呕吐等。

2）活血化瘀：本穴是活血化瘀的要穴，临床善于治疗各种血症、痞症，乳房结块及癥瘕积聚等。

针刺手法：平刺0.5～0.8寸，多施以泻法或平补平泻法。本穴内有重要脏器，禁直刺、深刺。

八、胆募日月

定位：乳头直下，第七肋间隙，前正中线旁开4寸处。

释穴：日月穴首见于《针灸甲乙经》，是胆之募穴。日月相合为明，胆为中正之官,主于决断,日月明则决断出,所以气血精华汇聚之处,名"日月"。

功能主治:疏肝和胃,利胆降逆。

临床应用:1)疏肝和胃:本穴用于治疗肝气郁滞所引起的胁痛,胸胁胀满不舒,腹胀,吞酸等。

2)利胆降逆:本穴疏肝利胆而降逆,用于治疗甲木不降所引起的疾病,如胆囊炎、黄疸、乳房胀痛、呃逆、呕吐等。

针刺手法:平刺0.5~0.8寸,多施以平补平泻法。

九、胃募中脘

定位:在上腹部前正中线上,当脐中上4寸处。

释穴:中脘穴首见于《针灸甲乙经》,是胃之募穴。中,和也。——《说文解字》。和,有协调、均衡之义;又,不偏之谓中。脘,胃府也。——《说文解字》。中脘穴有调和胃腑之能,又位于腹之中线,故称"中脘"。

功能主治:健脾和胃,理气降浊。

临床应用:1)健脾和胃,理气降浊:本穴尤善调理中焦的气机升降,补之能温中散寒补虚;泻之能理气降逆、消食和胃;平补平泻则升清降浊。临床多用于寒湿困脾或食积胃腑所致的脘腹痞闷、胃脘胀满疼痛,纳呆,恶心呕吐,吞酸及胃寒怕冷、反酸;消谷善饥等等。

2)其他:"胃不和则卧不安",本穴调和中焦脾胃,可以用于治疗失眠。

针刺手法:直刺1~2寸,本穴温中散寒补虚用补法;理气降逆、消食和胃用泻法;升清降浊则多施以平补平泻法。可灸。

十、脾募章门

定位:在第十一肋游离端下方。

释穴:章门穴首见于《针灸甲乙经》。本穴为募穴之一,八会穴之脏会。章,乐竟为一章。从音从十。十,数之终也。——《说文解字》。在这里,"章"字,引申为数之终也。门,人所出入也。——《玉篇》。在我国古代,以十九年为一章,一章的最后一年冬至是十一月初一,根据"至朔同日,谓之章月"的说法,十一月又叫章月,本穴正位于第十一肋尽头,与律历的十一月初一相同,且为脏之精气汇聚之门户,故曰"章门"。

功能主治:疏肝解郁;调和气血,软坚散结。

临床应用:1)疏肝解郁:本穴临床主要治疗因为肝郁不舒或肝郁克脾所引起的胁痛、腹胀腹泻、胃脘痛、呕吐、小儿疳积、黄疸等。

2）调和气血，软坚散结：本穴临床常用于治疗气血失和，或瘀血阻络所致的疾病，可以软坚散结、化瘀止痛。如治疗癥瘕积聚、痞块等。

针刺手法：斜刺或平刺0.5～0.8寸。多施以泻法。禁深刺，以免伤及内脏。

十一、三焦募石门

定位：在下腹部正中线上，当脐下2寸处。

释穴：石门穴首见于《针灸甲乙经》，是三焦之募穴。门，人所出入也。——《玉篇》。石门，是坚硬之门，不能随意开启之门。因本穴女子禁针、禁灸，犯之则无子，不可轻易施术，故名"石门"。

功能主治：调理三焦，清利下焦。

临床应用：1）调理三焦，清利下焦：本穴是三焦气血精气汇聚之处，所以能调理三焦气化，尤其善于清利下焦之湿热，用于治疗腹胀腹痛、绕脐而痛、泄泻、水肿、小便不利、淋症等。

2）其他：在《针灸聚英》中，有歌云："石门针灸应须忌，女子终身无妊娠。"所以，有人施以针刺石门穴避孕，但应慎重！

针刺手法：直刺1～1.5寸，多施以泻法。本穴女子禁针、禁灸，犯之无子！

十二、肾募京门

定位：在第十二肋端下方，当章门穴后1.8寸处。

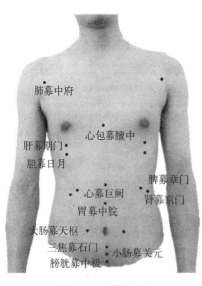

肺募中府
心包募膻中
肝募期门
胆募日月
脾募章门
心募巨阙
肾募京门
胃募中脘
大肠募天枢
三焦募石门
小肠募关元
膀胱募中极

图2-25 募穴图

释穴：京门穴首见于《针灸甲乙经》，是肾之募穴。京，本义是人工筑起的土堆。在《说文解字》上说：京，人所为绝京丘也；人所出入谓之门。京门穴是肾之精气输注、募集之门户，故曰"京门"。

功能主治：温肾益阳，利水通淋。

临床应用：温肾益阳，利水通淋：本穴是肾之精气募集之处，功善温阳利水、通淋。临床常用于治疗肾阳虚，或肾阳虚不能化气治水所引起的疾病，如腰脊痛，小便不利，水肿，里急，肠鸣，小腹痛，泄泻等。

针刺手法：斜刺0.5～1寸，多施以补法或平补平泻法。宜灸。（如图2-25）

第六节　下　合　穴

一、下合穴歌

> 胃经下合三里乡，上下巨虚大小肠。
>
> 膀胱当合委中穴，三焦下合属委阳。
>
> 胆经之合阳陵泉，腑病用之效必彰。
>
> 本歌选自《针灸学》教材

下合穴首见于《黄帝内经》，下合穴的"下"是对下肢而言，因为六个穴位均在膝关节以下，是手足三阳六腑之气下合于足三阳经的六个腧穴，是六腑之气输注出入的部位。对腑病有重要的治疗作用，可以调整六腑，疏导经气，《灵枢·邪气脏腑病形》云："合治内腑"。在五输穴体系里，因大肠经、小肠经、三焦经在上肢有合穴，而在此处，六个下合穴都在下肢，也是为了区别，所以用"下合穴"命名。

在六腑的下合穴中，胃、胆、膀胱三腑的下合穴与本经五输穴中的合穴同名同位，大肠、小肠、三焦三腑下合穴与本经五输穴不同名、不同位。大肠腑的下合穴位于足阳明胃经的上巨虚穴；小肠腑的下合穴位于足阳明胃经上的下巨虚穴；三焦腑的下合穴位于足太阳膀胱经上的委阳穴。在《灵枢·邪气脏腑病形》篇中，黄帝问岐伯："荥俞与合，各有名乎？"岐伯答曰："胃合于三里，大肠合入于巨虚上廉，小肠合入于巨虚下廉，三焦合入于委阳，膀胱合入于委中央，胆合入于阳陵泉。"

在《素问·咳论篇》里，黄帝问："六腑之咳奈何？安所受病？岐伯曰："五脏之久咳，乃移于六腑。脾咳不已，则胃受之，胃咳之状，咳而呕，呕甚则长虫出。肝咳不已，则胆受之，胆咳之状，咳呕胆汁。肺咳不已，则大肠受之，大肠咳状，咳而遗失。心咳不已，则小肠受之，小肠咳状，咳而失气，气与咳俱失。肾咳不已，则膀胱受之，膀胱咳状，咳而遗溺。久咳不已，则三焦受之，三焦咳状，咳而腹满，不欲食饮。此皆聚于胃关于肺，使人多涕唾而面浮肿气逆也。"黄帝觉得咳的影响还挺大，就问岐伯："治之奈何？"岐伯曰："治脏者，治其俞。治腑者，治其合，浮肿者，治其经。"

关于"合治内腑""治腑者，治其合"这两句话，其字面意思很好理解，就是合穴用于治疗六腑之疾。在《灵枢·邪气脏腑病形第四篇》中也说："治内腑奈何"？岐伯曰："取之于合"。问题的关键在这个"合"字上，这个合穴是指下合穴呢？还是指五输穴里的合穴呢？历代医家的注解不同，一直存在争议，争论的焦点主要集中在"俞""合"两个字上，一种观点认为"俞""合"是指五输穴里的输穴和合穴，古代"输""俞""腧"不分。持此观点的以隋代杨上善为代表，他在《黄帝内经太素》中说：疗五脏咳，宜疗脏经第三输也。另一种观点认为此处的俞是指背俞穴，合是指下合穴。清代医家张志聪支持"合"是五脏背俞。丹波元简在《素问识》里感慨道："不知何是！"结合前文，个人更支持第二种观点，此处的"俞"应该是背俞穴，"合"指下合穴。如《灵枢·邪气藏府病形》云："荥俞治外经，合治内府。"这是根据五输穴的分布来确定其治疗范围的，荥穴是指经气犹如涓涓流水的小溪；输穴是经气渐盛，犹如水流灌注由浅渐深。所以，荥输穴主要治疗浅表部位的疾病，如热证、肢节疼痛、不利等。而合穴经气鼎盛，若百川归海；从解剖位置上看，其所在部位距脏腑较荥俞更近，经气已盛，深入脏腑，所以善于治疗腑病，这里的"合穴"是指六阳经之合穴。但手三阳经中的大肠经、小肠经、三焦经三条经脉，因循行于上肢，仅作用于头面、上肢等部位，不直接深入脏腑，相对而言，其合穴对六腑的影响不大，已经失去了"合治内府"的意义。而足三阳经从头走足过六腑，根据循行所过，主治所及的观点，足三阳经经气除作用于头面躯干在表的循行部位外，其经气由下合穴别出一条支脉，直达本腑，与本腑相通，从而达到治疗腑病的目的。并且在胃经的上巨虚穴处别出一条支脉，直达大肠腑；在胃经的下巨虚穴处别出一条支脉，直达小肠腑；在膀胱经的委阳穴处别出一条支脉，直达三焦腑。这六个穴位可以说是精准定位的，对六腑之疾有特异的治疗作用，可以说是特效穴。

正如《素问·痹论篇》中说："五脏有俞，六腑有合，循脉之分，各有所发，各随其过，则病瘳也。"故凡六腑之疾皆可以取此六个下合穴，也可以说，下合穴统治六腑之疾。《灵枢·邪气脏腑病形》中关于六腑病候及治疗的描述更是直接证实了这一观点。

二、六腑病候

在《灵枢·邪气脏腑病形第四篇》中，黄帝曰：愿闻六腑之病。于是岐伯为我们详细地阐述了六腑病候。

大肠腑：大肠病者，肠中切痛，而鸣濯濯。冬日重感于寒即泄，当脐而痛，不能久立，与胃同候，取巨虚上廉。

胃腑：胃病者，腹膜胀，胃脘当心而痛，上肢两胁，膈咽不通，食饮不下，取之三里也。

小肠腑：小肠病者，小腹痛，腰脊控睾而痛，时窘之后，当耳前热，若寒甚，若独肩上热甚,及手小指次指之间热,若脉陷者,此其候也。手太阳病也,取之巨虚下廉。

三焦腑:三焦病者,腹气满,小腹尤坚,不得小便,窘急,溢则水,留即为胀。候在足太阳之外大络,大络在太阳少阳之间,赤见于脉,取委阳。

膀胱腑:膀胱病者,小腹偏肿而痛,以手按之,即欲小便而不得,肩上热,若脉陷,及足小趾外廉及胫踝后皆热,若脉陷,取委中央。

胆腑:胆病者,善太息,口苦,呕宿汁,心下澹澹,恐人将捕之,嗌中吤吤然数唾。在足少阳之本末,亦视其脉之陷下者灸之;其寒热者取阳陵泉。

表2-9　六腑病候表

内　腑	病　　　候	下合穴
大肠腑病	肠中切痛而鸣濯濯,冬日重感于寒即泄,当脐而痛,不能久立,与胃同候	上巨虚
胃腑病	腹䐜胀,胃脘当心而痛,上肢两胁,膈咽不通,食饮不下	足三里
小肠腑病	小腹痛,腰脊控睾而痛,时窘之后,当耳前热,若寒甚,若独肩上热甚,及手小指次指之间热,若脉陷者,此其候也	下巨虚
三焦腑病	腹气满,小腹尤坚,不得小便,窘急,溢则水,留即为胀	委阳
膀胱腑病	小腹偏肿而痛,以手按之,即欲小便而不得,肩上热,若脉陷,及足小指外廉及胫踝后皆热,若脉陷者	委中
胆腑病	善太息,口苦,呕宿汁,心下澹澹,恐人将捕之,嗌中吤吤然数唾,在足少阳之本末,亦视其脉之陷下者	阳陵泉

也许有人会问,我辨证准确,你说的腑病当取下合穴我也用了,为什么没有效呢?黄帝真是英明,就怕你会出现这个问题。所以,老早就给你打好了预防针。在《灵枢·邪气藏腑病形》中,岐伯刚刚论述好了下合穴的适应证和病候,紧接着黄帝就问:"刺之有道乎?"就是说在针刺手法上有什么诀窍吗?岐伯看黄帝想的这样周全,内心很是感动,于是岐伯先师为我们道出了千古奥秘:"刺此者,必中气穴,无中肉节。"穴位是经气游行出入的中转站,我经常对人说:每一个穴位就是一个机关,每个机关都有自己的功能作用,启动一个机关就可能引发一场多米诺骨牌效应。针灸不是将针扎到肉里就好了,针灸的关键是能不能中气穴。那么,中气穴和中肉节有什么区别,会有什么感觉呢?岐伯说:"中气穴则针游于巷,中肉节则皮肤痛。"岐伯还不放心,接着又苦口婆心地提醒后学注意补泻之时不要出问题呀——"补泻反则病益笃"。潜台词就是,你辨证要清楚,补泻手法要正确,就像最后所说的"用针不审,以顺为逆也"那是要出问题的!可见圣人之言教化万世,循循善诱,用心良苦,于此可见一斑!

三、下合穴

1. 足三里

定位： 犊鼻穴下3寸，距胫骨前缘1横指处。

释穴： 足三里穴首见于《圣济总录》，《灵枢·本输》谓之"下陵"。为胃腑下合穴。《说文解字》说：里，居也。本穴与手三里相对，适于犊鼻穴下三寸而居，故名足三里。还有一种说法认为："里"同"理"，有调理的意思，本穴位于下肢腿部，可以理上、理中、理下，故名"足三里"。

功能主治： 扶正培元，益气养血，健脾和胃，理气通络、止痛。

临床应用： 1）扶正培元，益气养血，健脾和胃：本穴主治甚广，为全身最重要的保健强壮穴之一，有防病保健的作用，能调节改善机体免疫功能。对于虚劳羸瘦、心悸、气短、胃下垂、贫血、休克、疳积……一切虚损性疾病，足三里常作为临床的主穴。

2）理气通络、止痛：本穴虽然主治范围广泛，但以消化系统为主，同时有双向调节的作用。临床用于治疗胃脘部不适，胃痛、胃胀、腹痛、呕吐、泄泻、便秘、下肢痿痹或下肢不遂等。

针刺手法： 直刺1～2寸，临床多施以补法或平补平泻法。本穴宜灸。

2. 上巨虚

定位： 犊鼻穴下6寸，距胫骨前缘1横指处。

释穴： 上巨虚穴首见于《灵枢·本输》，即《灵枢·本输》所谓："巨虚上廉"是也。本穴为六腑下合穴之一，大肠腑下合穴。"上"是与下相对而言；巨者，大也；虚，《康熙字典》中说："空虚也。"连起来看，就是一个在上的大的空虚之地。因本穴位于犊鼻穴下6寸，在下巨虚之上，距胫骨前缘1横指的地方，《素问·针解篇》所谓："巨虚者，蹻足胻独陷下者"，就是当足背伸，胫骨外缘会出现一个长形的凹陷之处，故本穴名为"上巨虚"。

功能主治： 通腑泄热，调和肠胃；理气通络、止痛。

临床应用： 1）通腑泄热，调和肠胃：本穴为大肠之下合穴，善于调理肠胃，临床常用于治疗急性肠胃炎，肠鸣腹痛，泄泻，痢疾，消化不良，便秘及肠痈等。

2）理气通络、止痛：本穴因其具有通经活络止痛之效，常用于治疗下肢痿痹，或下肢痉挛，麻痹，膝关节肿痛等。

针刺手法： 直刺1～2寸，多施以泻法。

3. 下巨虚

定位： 犊鼻穴下9寸，距胫骨前缘1横指处。

释穴： 下巨虚穴首见于《灵枢·本输》，即《灵枢·本输》所谓："巨虚下廉"之谓。

为小肠腑之下合穴。"下"是与上相对而言,即与上巨虚相对而言;巨者,大也;"虚,空虚也。"——《康熙字典》。因本穴位于上巨虚之下,当足背伸,胫骨外缘会出现一个长形的凹陷,故名"下巨虚"。

功能主治:清热利湿,调理肠胃;通络通乳。

临床应用:1)清热利湿,调理肠胃:本穴为小肠腑之下合穴,善于治疗小肠之疾,有清热利湿之功,临床常用于治疗泄泻、痢疾脓血便、小腹痛、腹胀、黄疸、小便不利等。

2)通络通乳:本穴因其有清热利湿、通络之功,常用于治疗湿热雍阻所致的乳胀、乳痛等。

3)其他:本穴可以用于治疗下肢痿痹、足痿不收、足跟痛等。

针刺手法:直刺1～1.5寸,多施以泻法。

4. 委中

定位:腘窝横纹中点。

释穴:委中穴首见于《灵枢·本输》,为膀胱腑之合穴,五行属土。委:委随也。——《说文解字》,有弯曲,曲折的意思。本穴正位于腘窝委曲之中央,故名"委中"。

功能主治:舒筋通络,强腰健膝;清热凉血、清暑。

临床应用:1)舒筋通络,强腰健膝:本穴为四总穴之一,"腰背委中求",是治疗腰痛的特效穴之一。不论是急性腰扭伤,瘀血腰痛,还是气滞腰痛皆有良效。同时,本穴常用于治疗膝关节痛、屈伸不利等下肢疾病。

2)清热凉血、清暑:本穴清血热、凉血解毒、解暑。常用于治疗鼻衄、丹毒、便血、急性胃肠炎引起的吐泻等。

针刺手法:直刺1～1.5寸,或三棱针刺络放血、禁灸。清热凉血、清暑用泻法,或刺络放血;舒筋通络,强腰健膝多施以泻法、平补平泻法或刺络放血。

5. 委阳

定位:腘横纹外侧端,当股二头肌腱的内侧。

释穴:委阳穴首见于《灵枢·本输》,为三焦之下合穴。《说文解字》上说:"委,委随也。"有弯曲,曲折的意思。本穴位于腿的后面,后为阳;委中的外侧,外为阳,故名"委阳"。

功能主治:通调三焦,疏利水道。

临床应用:1)通调三焦,疏利水道:本穴善于疏通水道,运化水湿。《灵枢·本输》上说:"三焦者,中渎之腑,水道出焉,属膀胱,是孤之腑也。"临床上常用于治疗小便不利、淋证、尿失禁、癃闭、腹满水肿等。

2)其他:本穴有舒筋利节之功,临床常用于治疗腰痛、下肢挛痛、麻痹等。

针刺手法：直刺1～1.5寸，多施以平补平泻法。

6. 阳陵泉

定位：小腿外侧，当腓骨头前下方凹陷处。

释穴：阳陵泉穴首见于《灵枢·邪气脏腑病形》，为胆腑下合穴。陵，大阜也——《说文解字》，大土山之谓也；而"泉"字，《说文解字》上说：水原也，象水流出成川形。本穴依所在部位的解剖特征而命名，胆属阳经，膝外为阳，腓骨小头凸起似陵，前下方凹陷处犹如深泉，喻为经气如流水一样，合入于泉，故名"阳陵泉"。

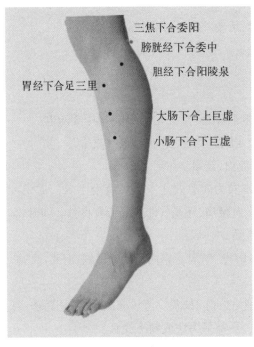

图2-26 下合穴图

功能主治：疏肝解郁，清肝利胆；舒筋活络，通利关节。

临床应用：1）疏肝解郁，清肝利胆：本穴常用于治疗湿热蕴结于肝胆或肝郁克脾所引起的黄疸、口苦、胸胁满闷不舒、胁下支满、腹水、脚气以及瘀血胁痛等。

2）舒筋活络，通利关节：本穴为八会穴之一，"筋会阳陵泉"，功善舒筋，常用于治疗半身不遂、下肢麻木、膝膑肿痛、屈伸不利、腓肠肌痉挛、腰背部僵硬不舒等。本穴是治疗颈椎病、落枕的经验效穴。

针刺手法：直刺1～1.5寸，或深刺透阴陵泉，多施以泻法或平补平泻法。可灸。（如图2-26）

第七节　八脉交会穴

八脉交会穴歌

公孙冲脉胃心胸，内关阴维下总同。

临泣胆经连带脉，阳维目锐外关逢。

后溪督脉内眦颈，申脉阳跷络亦通。

列缺任脉行肺系，阴跷照海膈喉咙。

本歌最早见于《医经小学》

奇经八脉交错循行于十二经脉之间，与十二经脉多相交会，功善蓄积渗灌十二经气血、沟通与十二经脉之间的联系，有调节十二经脉气血盛衰的作用。所以，《难经·论奇经八脉循行起止》上说："比于圣人图设沟渠，沟渠满溢，流于深湖，故圣人不能拘通也。而人脉隆盛，入于八脉，而不环周，故十二经亦不能拘之。"在这里，古人形象地将十二正经比喻成沟渠，而奇经八脉则是湖泽。湖泽可以蓄灌沟渠满溢之水，当沟渠枯涩时，奇经八脉反过来又可以润泽十二经脉，起到双向的调节作用。

奇经八脉除任、督二脉外，其余六经本身没有固定的腧穴，当奇经发生病变时，可选用与之经气相通的穴位进行治疗。而八脉交会穴正是奇经八脉与十二正经经气相通的八个腧穴。与十五络穴能加强沟通经与络的联系一样，八脉交会穴也加强了正经与奇经八脉之间的联系，是沟通正经与奇经八脉的桥梁。明代著名医家李梴在《医学入门》中说："周身三百六十五穴，统于手足六十六穴，六十六穴又统于八穴"，这里的六十六穴就是五输穴，五输穴之于人体的重要作用再怎么强调都不为过，而李梴却说"六十六穴又统于八穴"，可见此八穴有统领全局的作用。针刺这八个穴位，既可以治疗正经本身的疾病，也可以治疗奇经的病症，以八穴统全身之病，可谓执简以御繁，是以八穴治疗范围非常广泛，仅《针经指南》一书就记载有200种以上的主症。

八脉交会穴分布在四肢的末端、腕踝关节附近，分别是公孙、内关、足临泣、外关、后溪、申脉、列缺、照海八穴，也叫交经八穴。明代医家吴昆说："以八穴交会奇经八脉，而分主乎表，主乎里，主乎表里之间也。……以其分主八脉，而该乎十二经也，创为针灸一大法门……"后来的灵龟八法与飞腾八法，就是在此基础上，按时辰、方位与八卦相合而成。

（一）　奇经八脉的循行与病候

《黄帝内经》里关于奇经八脉的循行及交经八穴的病候论之甚少，扁鹊在《难经·论奇经八脉之为病》一章中，对奇经八脉的病候曾有过简要的论述。原文说"阳维为病苦寒热；阴维为病苦心痛；阴跷为病，阳缓而阴急；阳跷为病，阴缓而阳急；冲之为病，气逆而里急；督之为病，脊强而厥；任之为病，其内苦结，男子七疝，女子瘕聚；带之为病，腹满，腰溶溶若坐水中。此奇经八脉之为病也"。

元初针灸医家窦汉卿在《标幽赋》中，总结论述了奇经八脉的病候，结合奇经八脉的循行、主穴可以帮助我们更直观地理解八脉交会穴的功用。

阳跷、阳维并督、带，主肩背腰腿在表之病；

阳跷脉，起于足跟中，循外踝，上入风池，通足太阳膀胱经，申脉是也。

阳维脉者，维持诸阳之会，通手少阳三焦经，外关是也。

督脉者，起于下极之腧，并于脊里，上行风府过脑循额，至鼻入龈交，通手太阳小肠经，后溪是也。

带脉起于季胁，回身一周，如系带然，通足少阳胆经，临泣是也。

言此奇经四脉属阳，主治肩背腰腿在表之病。

通于阳跷脉的申脉穴、通于阳维脉的外关穴、通于督脉的后溪穴、通于带脉的足临泣穴，这四个穴善于治疗在表的外经病，如肩背腰腿疾患。

阴跷、阴维、任、冲脉，去心腹胁肋在里之疾。

阴跷脉，亦起于足跟中，循内踝，上行至咽喉，交贯冲脉，通足少阴肾经，照海是也。

阴维脉者，维持诸阴之交，通手厥阴心包络经，内关是也。

任脉起于中极之下，循腹上至咽喉，通手太阴肺经，列缺是也。

冲脉起于气冲，并足少阴之经，侠脐上行至胸中而散，通足太阴脾经，公孙是也。

言此奇经四脉属阴，能治心腹胁肋在里之疾。

通于阴跷的照海穴、通于阴维的内关穴、通于任脉的列缺穴、通于冲脉的公孙穴，善于治疗在里的脏腑病，尤其擅长治疗在里的胃、心胸疾患。

（二）临床应用

在明代杨继洲所著的《针灸大成》里，有"八脉图并治症穴"一篇，就是在以八脉交会穴为主穴的前提下，总结各种相关症状的临床配穴法。临床上，八脉交会穴既可以单独应用，也可以配穴应用，包括双侧上下取穴、单侧上下取穴、左右上下交叉取穴等。

一、单穴的治疗作用

八脉交会穴"地理位置"特殊，属于交通要地，临床上根据患者情况，既可以单独应用也可以联合运用，即便单独应用也可以抵挡一面。单穴应用就是选取八脉交会穴中的一穴为君，再配合其他穴位进行治疗。比如腰痛，表现为腰脊强痛、俯仰受限，通过辨证,如果确认是以督脉为主的病症,治疗时就可以以后溪穴为主,在此基础上,选取其他穴位进行针刺治疗。

第七届全国城市运动会前,上海举重队一位有金牌任务的重点运动员,由于赛前训练量大,强度高,导致旧伤复发,腰痛不能训练,连走路都费劲,受伤那天,由几个队员架着来医务室找我治疗。通过检查,发现痛点以脊柱中间为主,伴有第三棘突压痛,前屈20度受限。经过辨证,我认为是督脉病症为主,伴有棘突小关节紊乱。我的治疗方案是,首先手法矫正脊柱小关节紊乱。然后针灸通督,针刺选穴:取后溪、水沟、手三里三穴。简单放松后即施以腰部侧搬,以矫正腰椎小关节紊乱,术后队员自觉活动改善,前屈达45度。但痛点没有明显改善,说明关节紊乱已经基本矫正,但督脉仍然淤塞不通,所谓:不通则痛。接下来就需要进行针刺治疗了,通督脉之瘀而止痛。先在后溪穴处找到明显的痛点,嘱患者咳嗽一声,随咳进针,用捻转补泻法,对后溪穴进行强刺激,待患者酸胀感明显,再针刺水沟穴。水沟穴即是我们俗称的"人中",是督脉上的一个重要穴。针刺水沟穴需要针尖朝上,同样进行捻转刺激,要使患者有要流泪的感觉,这样效果才最好。针刺水沟穴主要是辅助后溪穴,起到加强通督的作用,最后针手三里穴,留针二十分钟,同时让患者自行活动腰部。这样针后没两分钟,患者突然惊叫:"哎呀,盖医生……好多了!"前边一声"哎呀"把随行的几个人和我们几个医生吓了一跳,再听后面的话,大家才明白咋回事,都笑了。因为该队员素来信我,她平时就大大咧咧的,我也习惯了,只好无奈地摇摇头!

二、组合穴的治疗作用

在临床上,八脉八穴常分成四组,上下相配,是八脉八穴最常见的组合运用方式,这四个组合分别是公孙配内关;后溪配申脉;足临泣配外关;列缺配照海,用我们现代的话,这就叫最佳组合、强强联合。从组穴结构上看,每组两穴之中,均是一穴在上,腕部附近;一穴在下,踝部附近,上下呼应,整体调整,加强疗效。这样使临床疗效更加显著,也突出了八脉交会穴治疗疾病的整体观。

其中,公孙属脾经而通冲脉,内关属心包经而通阴维脉,两穴配伍可以治疗与冲脉、阴维脉相关的心、胸、胃的病症;后溪属小肠经而通督脉,申脉属膀胱经而通阳跷脉,两穴配合可以治疗与督脉、阳跷脉相关的目内眦、颈项、身、肩等部位的病症;足临泣属胆经而通带脉,外关属三焦经而通阳维脉,两穴配合可以治疗与带脉、阳维脉相关的目锐眦、耳后、颊、劲、肩等部位的病症;列缺属肺经而通任脉,照海属肾经而通阴跷脉,两穴配合可以治疗与任脉、阴跷脉相关的肺系、咽喉、胸膈等部位的病症。

1. 公孙冲脉胃心胸,内关阴维下总同

所谓"冲之为病,气逆而里急"。冲脉并足少阴之经,挟脐上行至胸中而散,通足太阴脾经。病则邪气随经而上,躁扰心胸,而病心痛。若邪气逆阻则病胃脘痛。因为冲脉通于足太阴脾经,脾胃乃中焦,所以这个"胃",还代表着中焦疾患。根据"循行所过,主治所及"的说法,"胃"在此处也是一个宽泛的概念,它同时还代表了腹部的一些疾患,如腹痛。

"阴维为病苦心痛",阴维脉通手厥阴心包络经,心包者乃心君之宫城,宫城破则心君危矣!故心包络病则心痛。

内关功能宽胸理气、止痛,宁心安神,和胃和逆,可使逆气下行,公孙理气而止痛,化脾胃之湿而使清气上升。两穴相合,两穴相配宣上通下、理气降逆宽中。常用于心胸、脾胃、肝胆之疾,如心悸胸痹、脘腹胀满、呕吐呃逆、胃脘痛等消化系统病证。

2. 临泣胆经连带脉,阳维目锐外关逢

"带之为病,腹满,腰溶溶若坐水中"。带脉通于足少阳胆经,绕身一周,有如腰带,能约束纵行的诸脉。故带脉病则约束失职,腹部失去约束则腹满,运化失司,引起代谢障碍。溶溶,畏寒状。此种带脉为病还常牵连腰部不舒,腰部觉冷如坐水中及腰痛引小腹、侧腹部疼痛不适及女子赤白带下等。

"阳维为病苦寒热"。阳维脉通手少阳三焦经,少阳为枢机,故为病多寒热往来。

足临泣有疏肝解郁、止痛之功,能泄带脉之湿滞;外关清热解表,舒筋活络之效,通于阳维脉,而维络一身之阳,治阳浮于外及上逆等症。与足临泣相伍,理气通络、清头目、利胸胁、清在上之浮阳而利在下之湿浊。两穴相合,可以治疗头痛、耳鸣、耳聋、目肿、眼疼、腰痛、肩周炎、颈椎病、月经失调、赤白带下及痛经等。

3. 后溪督脉内眦颈,申脉阳跷络亦通

"督之为病,脊强而厥",督脉起于下极,行于脊中,能总督一身之阳经,有"阳脉之海"之称。所以,督脉阳虚则不能温养经脉而现背脊畏寒、强痛,阳痿不举或精冷,女子小腹胀坠冷痛,宫寒不孕等。厥者,手足逆冷也。《素问·六节藏象论》说:凝于足者为厥。足逆冷之谓,皆阳虚之候也。督脉通于小肠经,小肠经绕肩胛,交肩上。其支者,从缺盆循颈上颊,至目内眦。

"阳跷为病,阴缓而阳急",阳跷脉通于足太阳膀胱经,而目内眦、项背部皆膀胱经循行所过。其病候主治如目似脱、项如拔、脊痛、腰似折等。

后溪穴通督止痛、舒筋解痉、清热;申脉穴舒筋通络、镇静安神。两穴相合,长于通经活络镇痛、清利头目、安神定志。常用于治疗眼病、头疼、颈椎病、腰痛以及由风寒湿邪引起的痹证等。

4. 列缺任脉行肺系,阴跷照海膈喉咙

"任之为病,其内苦结,男子七疝,女子瘕聚",任脉循腹上至咽喉,通手太阴肺经,与六阴经相联系,称为"阴脉之海",调节全身诸阴经经气,病则腹中瘕聚结块、疝气等。

"阴跷为病,阳缓而阴急",阴跷脉"起于足跟中,……上行至咽喉,……通足少阴肾经。"而少阴肾经则入肺中,循喉咙,挟舌本。其病候有咽肿上气、嗌干及痛、烦心、心痛之类的胸部及喉部疾患。

从任脉、阴跷脉两经的循行来看,均过胸而上至咽喉。肺系、咽喉、胸膈部位皆属循行所过。而分别与任脉、阴跷相合的肺、肾二经,其循行与病候也都与咽喉、胸膈部位密切相关。病候皆有咽肿上气、嗌干及痛、烦心、心痛之类的胸部及喉部疾患。

列缺宣肺利咽;利水通淋;照海穴益肾填精,滋阴泻火。两穴合用可以益肾水以清在上之虚热、理肺气、定神志。常用于咽喉、胸膈、肾部的病证,如咽痛咳嗽、胸痛、阴虚内热、不寐、小便不利等症。

组合穴治疗并不是一成不变,临床上可根据病情灵活组合,如适用于腰背、四肢之偏于一侧者,一般用单侧上下取穴;左右上下交叉取穴适用于头面、内脏疾患及体弱、精神紧张等不宜多针者。双侧上下取穴适用范围广、效果好,是临床最常用的配穴方法,各种情况均可使用。

2012年4月的一天,我带的一个实习生捂着肚子找到我,要求我给她扎针,我问她:"怎么了?"她说:"胃痛,同学帮我按摩过了,但还是痛,所以想扎针看看能不能止痛。"我当时正在忙,也没有太仔细检查,就根据她说的症状,选取公孙和内关穴为主,配以中脘穴进行治疗,留针20分钟。起针后,同学跟我说:"盖老师,你应该去做内科医生,我的胃好多了。"其实,中医治病,不管是内科还是伤科,都是在以中医为基础的前提下进行辨证治疗。只要这个前提你具备了,看内科病和伤科病的区别也就不是那么大了。

明代李梴说以八穴统周身三百六十五穴,然而八脉交会穴中无手阳明、手少阴、足阳明、足厥阴四经经穴,何以统三百六十五穴、周身之病呢? 八穴之中虽没有穴位与肝经直接相关,但手厥阴心包经与足厥阴肝经同气相求,且行于胸胁部,内关实具疏肝行气之功,能治肝气郁结引起的心悸、胸痛、胸胁憋闷等证,故有"胸胁内关谋"之说;若是肝阴不足的虚证,又取穴照海,因肝肾同源,滋水可以涵木。公孙为足太阴脾经络穴,联络足阳明胃经,可以治疗胃腑的病证。大肠腑有疾寻列缺,列缺为手太阴络穴,联络手阳明大肠经,故可治疗大肠腑的病证。而心包为心之宫城,代心受邪,所以心有疾常取心包经的腧穴治疗,所谓代君行事。所以,即便八脉交会穴中没有手阳明、

手少阴、足阳明、足厥阴四经经穴,但依然有相关经穴为其代劳来完成使命。

(三) 八穴功效

一、公孙

定位: 足内侧缘,第一跖骨基底部的前下方。

释穴: 公孙穴首见于《灵枢·经脉》,为八脉交会穴之一。公孙为姓氏,上古五帝之一黄帝,姓公孙,名轩辕,合于土德。本穴为足太阴脾经之要穴,合于脾土,善治脾胃疾病,故名曰"公孙"。

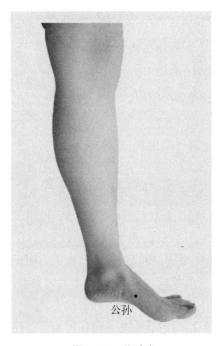

图2-27 公孙穴

功能主治: 健脾化湿、和胃,宽胸理气、止痛。

临床应用: 1)健脾化湿、和胃:本穴为八脉交会穴之一,善理脾胃,故常用于治疗胃胀胃痛,反胃,朝食暮吐,食积不化或腹胀胁痛,积聚,肠风下血,便秘等。

2)宽胸理气、止痛:史载本穴善治九种心痛,是治疗心胸疾患的要穴,常用于治疗心烦、失眠、癫狂等;结胸之心胸憋闷、疼痛逆气里急、气上冲心之冲脉病症;及瘀血攻心所致心胸刺痛等。

针刺手法: 直刺0.5～1.2寸,多施以平补平泻法。(如图2-27)

二、内关

定位: 腕横纹上2寸,掌长肌腱与桡侧腕屈肌腱之间。

释穴: 内关穴首见于《灵枢·经脉》,为八脉交会穴之一。关,要塞、关隘也,是出入的要道。因本穴同时为十五络穴之一,手厥阴心包经经气于此处分出,与相表里的手少阳三焦经相联系,本穴有如关隘一般,故称"内关"。又说,"阴隘为内关,内关不通死不治",即阴经的关隘是为内关。内,相对于外而言,因本穴位于手臂内侧,故称内。同时,本穴是心包经之络穴,与三焦经相通,三焦经的络穴名外关,内关乃是相对外关而言。

功能主治：宽胸理气、止痛，解郁除烦，宁心安神，和胃和逆。

临床应用：1）宽胸理气、止痛；宁心安神：内关为八脉交会穴之一，通于阴维脉，而阴维脉与足太阴、足厥阴、足少阴、足阳明会于府舍，与任脉会于天突、廉泉。这些经脉均循行于腹部胸前。循行所过，主治所及，所以，内关善于治疗头痛、心慌心悸、心胸闷痛或刺痛、月经痛等。

2）解郁除烦，宁心安神：本穴临床常用于治疗焦虑，恐惧，心烦失眠，郁证、癔症及神经官能症等情志病症。

3）和胃和逆：本穴为八脉交会穴之一，本穴善于调理中焦脾胃之疾，临床用于治疗胃痛、胃脘满闷不舒、呃逆、呕吐、反胃、腹中结块、胁痛、胁下支满等。

4）其他：本穴用于治疗晕车呕吐、妇女孕期呕吐及手臂疼痛。

针刺手法：直刺0.5～1寸，多施以平补平泻法或泻法。（如图2-28）

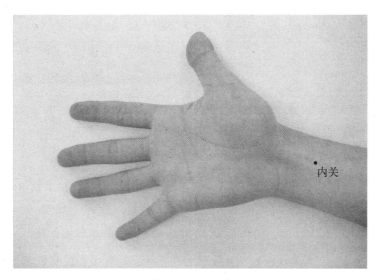

图2-28 内关穴

三、足临泣

定位：在第四、五跖骨结合部前方，小趾伸肌腱外侧凹陷中。

释穴：足临泣穴首见于《灵枢·本输》，为八脉交会穴之一。《尔雅》上说：临，视也，本义是从高处往下看曰临。泣，指眼泪，哭而无声谓之泣，目病则泣出。本穴位于足部，又是八脉交会穴之一，上通于目，能治眼疾。故得名"足临泣"。

功能主治：疏肝解郁，理气止痛。

临床应用：1）疏肝解郁：本穴五行属木，性善疏泄，常用于治疗肝木郁气滞或风木

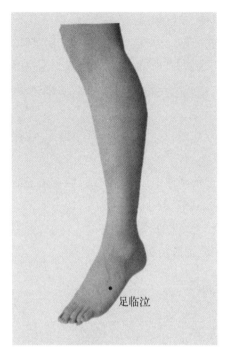

图2-29 足临泣穴

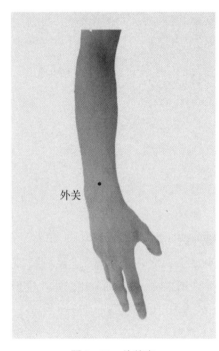

图2-30 外关穴

上扰引起的头痛、目眩、血压升高、眼疾、目外眦痛、腹气上逆、乳痈、瘰疬、胁肋痛、胆囊炎等。

2）理气止痛：本穴疏解肝郁而能理气止痛，常用于治疗肝郁经气不畅引起的中风偏瘫、痹痛不仁、肌肉痉挛、足跗肿痛、腰痛等。

针刺手法：直刺0.5～0.8寸，多施以平补平泻法或三棱针点刺放血。可灸。（如图2-29）

四、外关

定位：腕背横纹上2寸，尺桡骨之间。

释穴：外关穴首见于《灵枢·经脉》，为八脉交会穴之一。外，相对于内而言，因本穴位于手臂外侧，故称外。关，要塞、关隘也，是出入的要道。通俗说，是在外的关隘。因本穴为十五络穴之一，络于手厥阴心包经，与内关相对，故称"外关"。

功能主治：清热解表，舒筋活络。

临床应用：1）清热解表：本穴是八脉交会穴之一，通于阳维脉。"阳维脉者，维持诸阳之会，通手少阳三焦经，外关是也"，主一身在表之症。故本穴常用于治疗外感表证，尤其是风热外感表证或外感表证发热，以及风火上扰之目赤肿痛、耳鸣耳聋、鼻衄、牙痛等。

2）舒筋活络：本穴疏通经络，用于治疗耳后、颊、劲、肩部位病变不适，如用于治疗上肢关节、肌肉疼痛，桡神经麻痹，落枕，肩颈部劳损，以及腰部和腿部疼痛的疾患，如急性腰扭伤，踝关节扭伤等。

3）其他：本穴可用于治疗高血压、偏头痛、失眠、心脑血管病，及脑血管疾病后遗症等。

针刺手法：直刺0.5～1寸，多施以泻法。（如图2-30）

五、后溪

定位：微握拳，在第五掌指关节后尺侧，掌横纹头赤白肉际处。

释穴：后溪穴首见于《灵枢·本输》，为八脉交会穴之一。后，相对于前而言；溪，山渎无所通者。——《说文解字》。当微握拳，第五指掌关节后尺侧的远侧掌横纹头赤白肉际处是本穴，位于前谷之后，微握拳时，掌横纹头有如溪谷一般，故得名"后溪"。

功能主治：通督止痛、舒筋解痉，解表清热。

临床应用：1）通督止痛、舒筋解痉：本穴是八脉交会穴之一，通于督脉，是急性腰扭伤的效穴，常用于治疗落枕、肩背恶寒、僵硬不舒等，有通督舒筋、解痉止痛之良效。

2）解表清热：宣通督脉阳气，驱散寒邪且清表热，治疗外感风寒所引起的项背强痛不舒、无汗恶寒等。

针刺手法：直刺0.5～1寸，多施以泻法或平补平泻。（如图2-31）

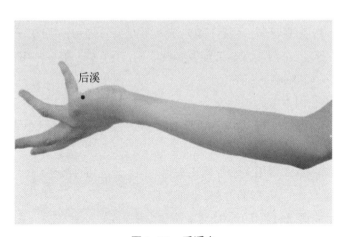

图2-31　后溪穴

六、申脉

定位：外踝直下，当外踝下缘凹陷中。

释穴：申脉穴首见于《针灸甲乙经》，为八脉交会穴之一。申，是指时间，就是下午3至5时之间，经脉之气于此时输注于足太阳膀胱经，故名"申脉"。

功能主治：舒筋通络，镇静安神。

临床应用：1）舒筋通络：本穴舒筋活络而通利腰膝，善治腰膝疼痛、屈伸不利、活

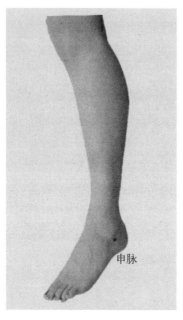

图2-32 申脉穴

动受限等。

2）镇静安神：本穴为十三鬼穴之一，善治失眠多梦、头痛眩晕、烦躁不安、癫狂等。

针刺手法：直刺0.2～0.3寸，多施以平补平泻法或泻法。（如图2-32）

七、列缺

定位：桡骨茎突上方，腕横纹上1.5寸，肱桡肌与拇长展肌腱间。

释穴：列缺穴首见于《灵枢·经脉》，为八脉交会穴之一、十五络穴之一。列，古通裂，《说文解字》上说："列，分解也"，"缺，器破也"。——《说文解字》。因本穴位于桡骨茎突的缺裂之中，故名"列缺"。

功能主治：宣肺止咳、利咽，利水通淋，通络止痛。

临床应用：1）宣肺止咳、利咽：本穴为八脉交会穴之一，"列缺任脉行肺系"，而肺主皮毛，司一身之表，故本穴刺之能宣肺解表，止咳平喘。临床常用于治疗感冒、咳嗽、咳痰、气喘、头痛、咽喉肿痛等。

2）利水通淋：因本穴为八脉交会穴之一，与任脉相通。所以，善于治疗泌尿生殖系统疾病，有利水通淋之功。临床常用于治疗小便淋漓不尽、遗尿、小便热、阴茎中痛、尿血、遗精等。

3）通络止痛：本穴多用于治疗偏正头痛、半身不遂、面神经痉挛、三叉神经痛、牙痛、颈项痛、腕痛无力等，有舒筋通络，止痛之功。

针刺手法：平刺或斜刺0.3～0.8寸，多施以泻法或平补平泻法。（如图2-33）

八、照海

定位：在足内踝下缘凹陷中。

释穴：照海穴首见于《针灸甲乙经》，为八脉交会穴之一。照，明也。——《说文解字》，被动词，使之明；海，天池也，以纳百川者。——《说文解字》。肾为水脏，本穴有滋阴而降火之功，使龙雷之火潜降归于大海，水火既济，水中有火则能光明，故曰"照海"。

功能主治：益肾填精，滋阴泻火、利咽，调经止痛。

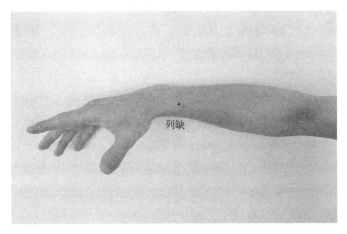

图 2-33　列缺穴

临床应用：1) 益肾填精：本穴填补肾精而能益肾，临床常用于治疗肾虚腰痛、腰膝酸软、无力、头晕、耳鸣、失眠、记忆力减退及遗精、早泄、小便频数等。

2) 滋阴泻火、利咽：本穴为足少阴肾经经穴，通于阴跷脉。而少阴肾经则入肺中，循喉咙，挟舌本。所以本穴滋肾阴而潜降虚火，用于治疗咽干、咽喉肿痛、心烦、心悸等胸部及咽喉部疾患。

3) 调经止痛：本穴为八脉交会穴之一，善于调理冲任，常用于治疗妇科月经不调、痛经、赤白带下、子宫脱垂等。

针刺手法：直刺 0.5～0.8 寸，可灸。益肾填精用补法；滋阴泻火，调经止痛，多施以平补平泻法。（如图 2-34）

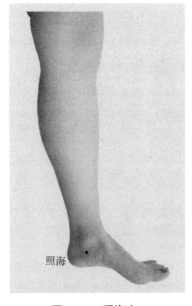

图 2-34　照海穴

第八节　十六郄穴

十六郄穴歌

郄是孔隙义，气血深藏聚。

> 病症反应点,临床能救急。
>
> 阳维系阳交,阴维筑宾居。
>
> 阳跷走跗阳,阴跷交信毕。
>
> 肺郄孔最大温溜,脾郄地机胃梁丘。
>
> 心郄阴郄小养老,胆郄外丘肝中都。
>
> 心包郄门焦会宗,胱金门肾水泉求。
>
> 本歌选自《针灸学》教材

"郄"字古与"郤"同,也作"隙"或"䚡",有孔隙、裂隙、裂缝之义。"郄"字最早出现在《素问·刺疟论》中,《素问·刺疟论》中说:"足太阳之疟,令人腰痛头重,寒从背起,先寒后热,熇熇暍暍然,热止汗出,难已,刺郄中出血。"此处的"郄中"是指委中穴,并非"郄穴"的"郄"。我们通常所说的郄穴最早出现在《针灸甲乙经》中。十二经脉各有一个郄穴,加上阴维脉、阳维脉、阴跷脉、阳跷脉各有一郄穴,共十六郄穴。十六郄穴除梁丘穴位于膝关节以上外,其他穴位均位于肘膝关节以下。

郄穴是气血藏聚之所,病气随气血经过和留止。郄穴不仅用于治疗,还能反映疾病的信息,所以,歌诀上说郄穴是:"病症反应点""临床能救急"。在治疗上,阴经郄穴多用于治疗血症;阳经郄穴善于治疗急性痛症。

(一) 郄穴在临床上的运用

一、"病症反应点",用于脏腑病变时的诊断。在临床上,脏腑发生病变时,可通过观察和按压郄穴进行检查,帮助诊断。如果诊断时在郄穴上出现异常,如局部颜色异常,皮丘隆起或条索状硬结等,则说明病邪积聚于此,且多为血症、急症、痛症。

二、"临床能救急",郄穴即是病症的反应点,更是急性痛症、血症的治疗点。阳经郄穴多用于治疗气分病症,尤其是急性疼痛,如胃痛针梁丘,梁丘是胃经郄穴,是足阳明胃经经气藏聚之处,能理气和胃而止痛,当发生急性的胃痉挛、胃痛等症时,就可以在梁丘上进行针刺或按摩治疗;咽喉肿痛针手阳明大肠经郄穴温溜;养老穴用于治疗落枕引起的肩颈部疼痛、僵硬不舒等。

阴经郄穴多用于治疗血症,如中都穴用于治疗急性的子宫崩漏下血;孔最善治肺热之咯血、鼻衄等；阴郄之用于阴虚盗汗、烦热等，均可通过辨证取郄穴治疗。

三、郄穴常与八会穴配合运用，称为"郄会配穴法"。例如，肺结核咯血，治疗取肺经郄穴孔最配血之会膈俞治疗；咳喘发作取手太阴肺经郄穴孔最配气之会膻中穴治疗。急性胆囊炎发作引起的疼痛，取胆之郄穴外丘，配合腑会之中脘等。临证时，可根据辨证和所涉及的脏腑经脉灵活配用。

（二）　十六郄穴功效

一、阳交（位于足少阳胆经）

阳维之郄阳交穴

定位：外踝尖上7寸，腓骨后缘处。

释穴：该穴首见于《针灸甲乙经》。交者，会也。本穴为足少阳经与阳维脉两阳相交之所，故曰"阳交"。

功能主治：疏肝利胆，理气降浊，镇惊安神。

临床应用：本穴疏理肝胆，降浊而镇惊，临床用于治疗少阳相火逆于上而引起的胸胁胀满、心神不宁、惊悸、怔忡及下肢痿痹。

针刺手法：直刺1～1.5寸，多施以泻法。（如图2-35）

二、筑宾（位于足少阴肾经）

阴维之郄筑宾穴

定位：太溪穴与阴谷穴连线上，当太溪穴上5寸处。

释穴：该穴首见于《针灸甲乙经》，筑，本义是筑墙，

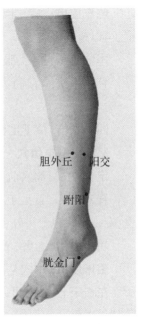

图2-35　十六郄穴图1

捣土使坚实，筑，捣也——《说文解字》。宾，甲骨文字形，会意，上面像屋形，下面是"人"和"止"。表示客人来到屋下，即宾客来到门。阴维脉气血于筑宾穴处聚集，故曰"筑宾"。

功能主治：平冲降逆，镇惊安神。

临床应用：1）筑宾穴是阴维脉与足少阴肾经交会之穴，为阴维脉气所发之处。故能治疗肾水不足龙雷之火上奔之症，本穴可以导龙入海、平冲降逆。常用于治疗癫狂、腹痛、疝痛、足胫痛等。

2）现多用于肾炎、膀胱炎、睾丸炎、腓肠肌痉挛等。

针刺手法：直刺1～1.5寸，多施以泻法。

三、跗阳（位于足太阳膀胱经）

阳跷之郄跗阳穴

定位： 外踝后，昆仑穴直上3寸处。

释穴： 该穴首见于《针灸甲乙经》，跗者，脚背也；小腿外侧为阳。本穴位于小腿外侧，足背之上，位于足太阳膀胱经之上、又当足少阳之间，阳跷脉过此返附其中，三阳相伴，故曰"跗阳"。

功能主治： 舒筋通络，清热化湿，清利头目。

临床应用： 本穴主治腰骶痛及下肢重坠、痹痛，尤宜于湿热郁阻、下肢经络不通之症，可以疏通经络。

本穴对于头昏头胀及头重痛等，可以化湿而清利头目。

针刺手法： 直刺1～1.5寸，多施以泻法。

四、交信（位于足少阴肾经）

阴跷之郄交信穴

定位： 在复溜穴前约0.5寸处，（复溜：太溪直上2寸，跟腱前方）。

释穴： 该穴首见于《针灸甲乙经》，交，有交会之意，信，《墨子经》上说：信者，诚也，专一不移也。另外，古时称月经为月信，所以本穴也是调理月经的重要穴。

功能主治： 益肾，活血调经。

临床应用： 本穴是阴跷脉气血藏聚之郄穴，也是足少阴肾经和足太阴脾经交会之所。在临床上，本穴可以治疗月经不调、经期错乱、闭经、痛经、崩漏、漏下不止、疝气、腰膝强痛等。

针刺手法： 直刺0.8～1寸，多施以泻法或平补平泻法。

五、孔最（手太阴肺经）

肺经之郄孔最穴

定位： 在前臂掌面桡侧，尺泽与太渊连线上，当腕横纹上7寸处。

释穴： 该穴首见于《针灸甲乙经》，《玉篇》上说：孔，窍也，空也。最，极，无比也。孔最是肺经气血深藏聚之所、脉气旺盛之地，为孔之最，故曰"孔最"。

功能主治： 清热润肺，止血，利咽开窍。

临床应用： 本穴为肺经郄穴，功善清润肺热，而止因肺经热盛所引起的咯血、鼻衄、咽喉肿痛、失音等。因为肺与大肠相表里，所以，对于痔疮出血，也可以选取本穴治疗。

针刺手法：直刺0.5～1寸,多施以泻法或平补平泻法。(如图2-36)

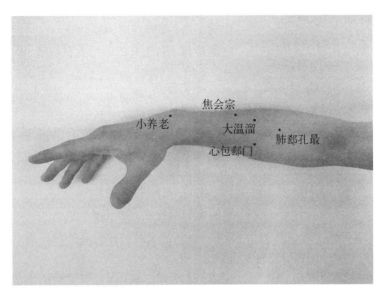

图2-36 十六郄穴图2

六、温溜(手阳明大肠经)

大肠之郄温溜穴

定位： 屈肘,在阳溪与曲池连线上,当腕背横纹上5寸处。

释穴： 该穴首见于《针灸甲乙经》。不冷不热是谓温;《论衡·寒温》上说:阴气温,故温气应之。溜,滑动也。屋下流水也——《说文解字》,即檐下滴水处。针刺此穴,可以使经气温畅流动而不过穴,以解经腑之热,故名"温溜"。

功能主治： 清热解毒,调理肠胃。

临床应用： 阳明经是多气多血之经,临床上可以治疗阳明腑实证所引起的热证、胃肠功能紊乱以及阳明经邪热不解,熏着向上所致的牙痛、口苦、头昏头胀等。

针刺手法： 直刺或斜刺0.5～1寸,多施以泻法,强刺激。(如图2-36)

七、地机(足太阴脾经)

脾经之郄地机穴

定位： 小腿内侧,当内踝尖与阴陵泉连线上,阴陵泉下3寸。

释穴： 该穴首见于《针灸甲乙经》。人分三部天、地、人,脾胃中焦属土是地部;

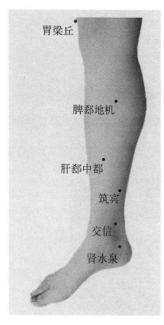

胃梁丘

脾郄地机

肝郄中都

筑宾

交信

肾水泉

图2-37 十六郄穴图3

机者,《说文解字》上说:主发谓之机。地机穴乃脾经的郄穴,是气血藏聚之所,是机关、窍要,所以称"地机"。

功能主治: 健脾理血,调理胞宫。

临床应用: 临床上以治疗血证见长,性善疏导,调和气血。如月经不调、痛经、崩漏、带下等。对于水肿、腹胀纳呆、完谷不化等脾胃疾病均可取地机,或配伍其他穴位治疗。

针刺手法: 直刺1～1.5寸,多施以泻法。(如图2-37)

八、梁丘(足阳明胃经)

胃经之郄梁丘穴

定位: 在髂前上棘与髌骨底外缘连线上,当髌底上2寸处。

释穴: 该穴首见于《针灸甲乙经》。《说文解字》上说:梁,水桥也。从"木"从"水",表示用木料在水上造桥。现在泛指架在房顶的横木。丘,《说文解字》上说:土之高者也。脾胃为仓廪之官,稻谷集聚之所,气血藏聚之处,故曰"梁丘"。

功能主治: 理气和胃,通经活络、止痛。

临床应用: 该穴是足阳明脉气深聚之处,故有理气和胃,通经活络、止痛之功,主治胃痛、胃胀、胃肠痉挛及下肢、膝关节疾病。

针刺手法: 直刺1～2寸,多施以泻法。(如图2-37)

九、阴郄(手少阴心经)

心经之郄阴郄穴

定位: 前臂掌侧,当尺侧腕屈肌腱桡侧缘,"腕"横纹上0.5寸处。

释穴: 阴郄穴首见于《备急千金要方》。"郄"字,古同"郄"。也作"隙",孔隙、裂隙、裂缝之义。阴郄是手少阴心经之郄穴,气血藏聚之所,故曰"阴郄"。

功能主治: 滋阴养血,泻火,安神。

临床应用: 临床用于冠心病、心绞痛等引起的惊悸、心前区痛、憋闷等症,也用于阴虚盗汗、潮热、失眠等症。

针刺手法: 直刺0.3～0.5寸,多用补法或平补平泻法,不灸。(如图2-38)

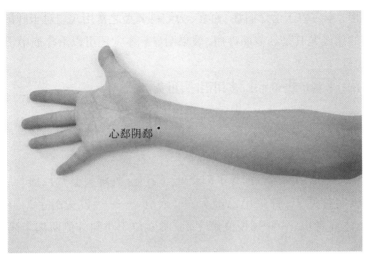

图2-38　十六郄穴图4

十、养老（手太阳小肠经）

小肠之郄养老穴

定位：以掌向胸,在尺骨茎突桡侧缘凹陷中。

释穴：该穴首见于《针灸甲乙经》,养,供养也。——《说文解字》。老,七十曰老。——《说文解字》。本穴为老年病的要穴,能祛除老人之目视不明,故名"养老"。

功能主治：舒筋活络,明目。

临床应用：小肠之经,"其支者,……至目锐眦,却入耳中;其支者,……至目内眦……"故针刺养老穴可以明目。《针灸甲乙经》上说:"手不能自上下,养老主之。"所以对于肩臂部疾患如肩周炎,其痛点位于外后侧的,可以取养老穴斜刺向上,施以泻法,强刺激,不留针,往往效果不错。

针刺手法：斜刺或直刺0.3～0.5寸,多施以平补平泻法或泻法。（如图2-36）

十一、中都（足厥阴肝经）

肝经之郄中都穴

定位：足内踝尖上7寸,胫骨内侧面中央。

释穴：该穴首见于《针灸甲乙经》。中者,四方之中央也。都者,国君所居,人所都会也。——《释名》。中都乃肝经气血藏聚之处,其穴又在小腿内侧中间沟中,故名"中都"。

功能主治：疏肝理气,活血调经,通经活络。

临床应用：本穴善于治疗痛症、血症，为妇科调经之常用穴。对于肝郁气滞、血瘀不畅所引起的痛经尤其是经前期疼痛，效果明显。本穴还可以治疗崩中、四肢浮肿及"足湿痹不能行"。

针刺手法：平刺0.5～0.8寸，多用泻法，可灸。

十二、外丘（足少阳胆经）

胆经之郄外丘穴

定位：外踝尖上7寸，腓骨前缘平阳交处。（阳交：外踝尖上7寸，腓骨后缘处。）

释穴：该穴首见于《针灸甲乙经》，外，远也。——《说文解字》。相对于内侧而言；丘，土之高者也。——《说文解字》。本穴位于小腿外侧肌肉丰满之处，故曰"外丘"。

功能主治：清肝利胆、通络止痛。

临床应用：本穴因为是胆经郄穴，是胆经气血藏聚之所，性善清利，所以可以治疗胆腑急症，如胆结石、胆绞痛及胆汁郁积症等急性病变所引起的疼痛。

针刺手法：直刺或向上斜刺0.5～1寸，多施以泻法。

十三、郄门（手厥阴心包经）

心包之郄郄门穴

定位：在尺泽与大陵连线上，腕横纹上5寸处。

释穴：该穴首见于《针灸甲乙经》。郄有孔隙之义；门，《博雅》上说：门，守也。《玉篇》上说：人所出入也。出入皆由门，看来这个"门"很关键，这个很关键的"门"在心包经上就是"郄门"。

功能主治：清热、凉血止血，理气通络、宁心安神。

临床应用：1）临床常用于因心脏疾病，如冠心病、心绞痛、心肌炎、心律失常等引起的心痛、心悸、心前区憋闷等；

2）心火上炎引起的失眠，及心火亢盛，迫血妄行所致的出血症，应用本穴可以清热、凉血止血。

针刺手法：直刺0.8～1寸，多用泻法。

十四、会宗（手少阳三焦经）

三焦之郄会宗穴

定位：腕背横纹上3寸，支沟穴尺侧约1寸，当尺骨桡侧缘处。（支沟：腕背横纹上

3寸,尺桡骨之间。)

释穴:该穴首见于《针灸甲乙经》。会,合也。——《说文解字》;会,聚也。——《广雅·释诂三》。即聚会、聚合之谓;宗,尊祖庙也。——《说文解字》。是宗族祭祀之重地。本穴为手少阳三焦经阳气会合之所、气血聚会之重地,故曰"会宗"。

功能主治:清热解郁,祛瘀通络,聪耳开窍。

临床应用:《针灸甲乙经》载,聋,翳风及会宗、下关主之。"手少阳之脉……系耳后,直上出耳上角,……其支者,从耳后,入耳中,出走耳前……" 所以热郁三焦、经络不通所引起的突发耳聋,可以应用本穴通其络而散其郁以治疗耳聋。

针刺手法:直刺0.5～1寸,多施以泻法。

十五、金门(足太阳膀胱经)

膀胱之郄金门穴

定位:足外踝前缘直下,当骰骨下缘处。

释穴:该穴首见于《针灸甲乙经》。《玉篇》上说:人所出入也;《博雅》上说:门,守也。为膀胱经气血在申时出入之门,古曰"金门"。

功能主治:熄风定惊,舒筋止痛。

临床应用:本穴常用于治疗因太阳经气郁结所致的头风目眩、头痛,以及腰痛、下肢疼痛等,可以缓急止痛,有一定疗效。

针刺手法:直刺0.3～0.5寸,多施以泻法。

十六、水泉(足少阴肾经)

肾经之郄水泉穴

定位:太溪穴直下1寸处。

释穴:水泉穴首见于《针灸甲乙经》。肾者,五行属水;泉者,《说文解字》上说:象水流出成川形。即像水从山崖中流出的样子。水泉是肾经的郄穴,气血藏聚之所,泉水从郄中流溢而出,故得名"水泉"。

功能主治:调经血,利小便。

临床应用:临床上,本穴善于调理妇女经血不调,如月潮违期不来,或月经过多、阴挺等;本穴可以调理肾经而治小便淋漓、癃闭等。

针刺手法:直刺0.3～0.5寸,多用泻法或平补平泻法。

第九节 八 会 穴

八 会 穴 歌

脏会章门,腑会中脘。

气会膻中,血会膈俞。

筋会阳陵泉,脉会太渊。

骨会大杼,髓会绝骨。

本歌选自《针灸聚英》

八会穴首载于《难经》,在《难经·四十五难》中如是说:"腑会太仓(中脘)、脏会季胁(章门)、筋会阳陵泉、髓会绝骨、血会膈俞、骨会大杼、脉会太渊、气会三焦外一筋直两乳内(膻中)也。"八会穴是人体脏、腑、气、血、筋、脉、骨、髓精气所聚会的八个特定穴,与脏器组织的生理功能密切相关。

八穴犹如八个边关的守将,各自镇守着一方的安宁,八穴是对腧穴作用高度概括、凝练的结果。这些穴位不仅用于治疗,也可以作为诊断依据,帮助医生做出鉴别诊断。所以,一旦脏、腑、气、血、筋、脉、骨、髓这些脏器组织发生病变时,在相应的会穴上,都会有所反应,如肤色改变、软硬改变、寒温改变、颗粒状筋结等变化。同时,八会穴还有治疗脏腑组织热性病的功效,临床常与郄穴配合应用,如《难经》中说:"热病在内者,取其会之气穴也。"

此八穴分别主治与之相关的疾病,因此,在临床上,如果辨证准确,再施以针或推,可以起到直捣贼巢的作用。如大杼穴,位于第1胸椎棘突下,旁开1.5寸的地方,临床上,凡遇到与骨相关的疾病均可在大杼穴上找到线索,再施以针、推解结,效果可靠。大杼穴治疗颈椎病,膝关节疾病,骨质增生引起的疼痛、功能障碍等,就是源于大杼穴的这一特定功效。

在门诊曾经遇到一位老人,膝关节退行性改变,蹲起功能障碍,伴疼痛。多方求诊,中药、西药、针灸、封闭、小针刀……各种治疗手段都用过了,无果。老人自己已经丧失了信心,来诊时情绪低落,只求门诊开点膏药缓解疼痛。我看老人情绪低落就建议她试试针灸治疗,老人一听要针灸直摇头,一边摆手说:"不知扎了多少针了,没用!就给我开点药得了。"老人这副表情反倒激发我的好胜心,我说:"老人家,跟您打个赌吧,我给您扎一针,就一针、一分钟,我能让您蹲下去还能站起来,您信不信?"老人将信将疑地望向我,看到我一脸认真的样子,终于同意让我试试。于是我在她的大杼穴找到穴位点用快针行针不到一分钟,当针下感觉一松时,我知道目的已经达到,即刻出针,对老人说:"您蹲下试试。"老人有点犹豫地看着我,扶着桌子慢慢蹲下去,一边蹲一边情不自禁地呼出声来:"咦,可以蹲下去了,轻松很多,神了!"

五脏有病可以取章门穴,有疏肝健脾、解郁消痞之效,常用于治疗肝郁不舒或肝郁克脾所引起的胁痛、痞症、腹胀腹泻等。

"膻中者为气之海",在病理上,"气海有余者,气满胸中,悗息面赤;气海不足,则气少不足以言。"——《灵枢·海论第三十三》。故凡气之病变,尤其是逆气在于上而不下者,如胃气上逆不下之噎嗝、呃逆;肺气上逆之喘咳、胸闷等。有宽胸理气、利膈之功,常用灸法或按摩治疗。

膈俞因其位置位于膈之上下而得名,其穴上方有心俞,下方有肝俞,心主血,肝藏血,均为主血之脏,膈俞位于其中,故为血会。如明代吴昆在《针方六集》中说:"此穴居于心肝二俞之间,故为血会。"血之病变,无论血热、血瘀、还是血虚,均可以在膈俞上施针,或放血散瘀,或毫针补泻。

太渊穴位于寸口处,为手太阴肺经的原穴,"肺朝百脉",脉气汇聚于此,可以反映脉气的盛衰变化,用于调理肺气,通调血脉,宣肺化痰、止咳等。

髓病取穴于绝骨,绝骨又名悬钟,功能生髓且清髓热,肾主骨而生髓,若髓虚精亏,髓海不足所致的头晕、耳鸣、腰脊酸痛、腿软不能久立、下肢痿痹等,可在绝骨穴上施针。

六腑有疾针中脘穴,有健脾和胃、理气降浊之功。我有一位女同事,患痛经、经期呕恶,月经将来之时恶心呕吐,痛苦不堪,久治不愈。有一次刚好在上班时间发作,腹痛,恶心、呕吐、面色苍白,整个人蜷缩在治疗床上,为针中脘穴,留针20分钟,启针后腹痛、呕恶已除、脸上也有了血色,诸般不适一针而解。

经筋有病,可以在阳陵泉上查找线索。我的恩师时明先生,就是善用阳陵泉的高手,经常看到时老师治疗颈椎病时,简单手法之后,多在阳陵泉上疾按一下,或施以金针,得气后即刻出针,往往收到立竿见影的效果,观者无不称奇。

八会穴功效主治

1. 脏会章门

定位:第十一肋游离端下方。

释穴:章门穴首见于《针灸甲乙经》。本穴为八会穴之脏会,募穴之一。章,乐竟为一章。从音从十。十,数之终也。——《说文解字》。在这里,"章"字,引申为数之终也。门,人所出入也。——《玉篇》。本穴位于第十一肋尽头,且为脏之精气汇聚之门户,故曰"章门"。

功能主治:疏肝解郁;调和气血,软坚散结。

临床应用:1)疏肝解郁:本穴临床主要治疗因肝郁不舒或肝郁克脾所引起的胁痛、腹胀腹泻、胃脘痛、呕吐、小儿疳积、黄疸等。

2)调和气血,软坚散结:本穴临床常用于治疗气血失和,或瘀血阻络所致的疾病,可以软坚散结,化瘀止痛。如治疗症瘕积聚、痞块等。

针刺手法:斜刺或平刺0.5～0.8寸。多施以泻法。禁深刺,以免伤及内脏。

2. 腑会中脘

定位:腹部正中线上,当脐上4寸处。

释穴:中脘穴首见于《针灸甲乙经》。中,和也。——《说文解字》。和,有协调、均衡之义;又,不偏之谓中。脘,胃府也。——《说文解字》。中脘穴有调和胃腑之能,又位于腹之中线,故称"中脘"。

功能主治:健脾和胃,理气降浊。

临床应用:健脾和胃,理气降浊:本穴尤善调理中焦的气机升降,补之能温中散寒补虚;泻之能理气降逆、消食和胃;平补平泻则升清降浊。

临床多用于寒湿困脾或食积胃腑所致的脘腹痞闷、胃脘胀满疼痛,纳呆,恶心呕吐;或胃寒怕冷、反酸;消谷善饥等。

针刺手法:直刺1～2寸,本穴温中散寒补虚用补法;理气降逆、消食和胃用泻法;升清降浊则多施以平补平泻法。可灸。

3. 气会膻中

定位:胸部正中线上,平第四肋间处,(约两乳头连线中点)。

释穴:本穴首见于《灵枢·根结》。膻,胸中也。《说文解字》中说:中,和也。又,不偏之谓中。本穴正当胸之正中,故名"膻中"。乃是宗气聚集之处,为宗气之海。

功能主治:宽胸理气,通络止痛,清肺止喘。

临床应用:1)宽胸理气,通络止痛:本穴为气之所会,募穴之一,善于调理气机,临床常用于治疗因胸腹部气机不畅、气机阻滞、经络不通所引起的胸痹心痛、心胸憋闷疼痛、气短、心烦心悸、呃逆、噎膈等,能够理气通络而止痛。

2)清肺止喘:本穴临床常用于治疗呼吸系统疾病,如咳嗽、哮喘、肺胀、呼吸困难、咳唾脓血等。

3)其他:本穴常用于治疗妇科病,如妇人少乳、缺乳、乳腺炎、乳痈等。

针刺手法：平刺0.3～0.5寸，多施以泻法。（如图2-39）

4. 血会膈俞

定位：第七胸椎棘突下，旁开1.5寸处。

释穴：本穴首见于《灵枢·背腧》。本穴接近横膈膜部，位于心之下、脾之上。心主血脉，脾主统血，又为气血生化之源。《说文解字》上说："俞，空中木为舟也。"本义是造舟以行水路。在人体则为输送血液的通路。膈俞就是气血物质由本穴外输膀胱经的部位，故名"膈俞"。

功能主治：活血化瘀、通脉，宽胸理气、降逆。

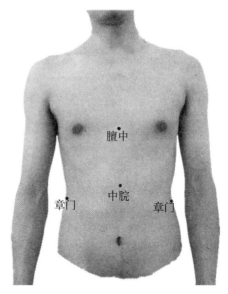

图2-39　章门穴、中脘穴、膻中穴

临床应用：1）活血化瘀、通脉：本穴为血之所会，故善于调理血脉，临床用于治疗血热、血瘀、血虚、衄血、便血、呕血等一切血症，以及与血症相关的病症，如心动过速、荨麻疹等。

2）宽胸理气、降逆：本穴因为位置接近横膈膜上下，所以有宽胸之能，能理气而降逆，临床善于治疗膈肌痉挛、呃逆、胃脘痛、哮喘、支气管炎等。

针刺手法：向脊柱方向斜刺0.5～0.8寸，禁止深刺和直刺，以免造成气胸。养血和血用补法；活血化瘀，理气多施以泻法。

5. 筋会阳陵泉

定位：在小腿外侧，当腓骨小头前下方凹陷处。

释穴：阳陵泉穴首见于《灵枢·邪气脏腑病形》，筋会于阳陵泉。陵，大阜也。——《说文解字》，大土山之谓也；而"泉"字，《说文解字》上说：水原也，象水流出成川形。本穴依所在部位的解剖特征而命名，胆属阳经，膝外为阳，腓骨小头凸起似陵，前下方凹陷处犹如深泉，喻为经气如流水一样，合入于泉，故名"阳陵泉"。

功能主治：疏肝解郁，清肝利胆，舒筋活络，通利关节。

临床应用：1）疏肝解郁，清肝利胆：本穴常用于治疗湿热蕴结于肝胆或肝郁克脾所引起的黄疸、口苦、胸胁满闷不舒、胁下支满、腹水、脚气以及瘀血胁痛等。

2）舒筋活络，通利关节：本穴为八会穴之一，"筋会阳陵泉"，功善舒筋，常用于治疗半身不遂、下肢麻木、膝膑肿痛、屈伸不利、腓肠肌痉挛、腰背部僵硬不舒等。本穴是治疗颈椎病、落枕的经验效穴。

针刺手法：直刺1～1.5寸,或深刺透阴陵泉,多施以泻法或平补平泻法。可灸。

6. 脉会太渊

定位：在腕掌侧横纹桡侧端,桡动脉搏动处。

释穴：太渊穴首见于《灵枢·本输》。脉会于太渊。太,大也。——《广雅·释诂》。渊,回水也。——《说文解字》,是水打漩涡的地方,一般这些地方的水会比较深。此处是人体脉气汇聚茂盛之地,故称"太渊"。

功能主治：调理肺气,通调血脉;祛风、清肺化痰,宣肺止咳。

临床应用：1. 调理肺气,通调血脉:太渊为手太阴肺脉所注之输土穴,又为肺脏原气所出入之原穴。中医说:肺主气而朝百脉,百脉会于太渊。所以,针刺本穴能调节肺气,通调血脉。

2. 祛风、清肺化痰,宣肺止咳:临床多用于咳嗽、咳痰,肺胀及咽痛、胸痛胸满;乳痛等。

针刺手法：直刺0.3～0.5寸,多施以补法、泻法或平补平泻法。注意针刺时应避开桡动脉。禁用瘢痕灸。(如图2-40)

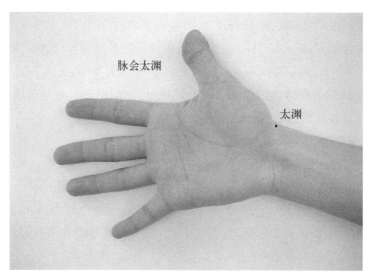

图2-40 太渊穴

7. 骨会大杼：

定位：第一胸椎棘突下,旁开1.5寸处。

释穴：大杼穴首见于《灵枢·海论》。骨会于大杼,杼,机之持纬者。——《说文解字》。今以梭为之,也就是织布机的梭子。古称椎骨为杼骨,也叫膂骨。杼骨之名出自《灵枢·背腧》，即第一胸椎棘突。本穴在第一胸椎棘突旁开1.5寸，故名"大杼"。

功能主治：解表清热，强筋壮骨。

临床应用：1. 解表清热：本穴有宣肺疏风，解表清热之功。临床常用于治疗外感风热或外感风寒犯肺所引起的肺卫表证，如发烧、头痛、咽喉肿痛、咳嗽、咳痰、哮喘等。

2. 强筋壮骨：本穴为骨之所会，临床多用于治疗筋骨之疾，对颈椎病、项痛、肩背痛、腰背肌痉挛及膝关节骨质增生等均有很好的治疗效果。

针刺手法：斜刺0.5～0.8寸，或三棱针点刺放血，本穴不宜深刺，以免伤及内脏器官。多施以泻法或平补平泻法。（如图2-41）

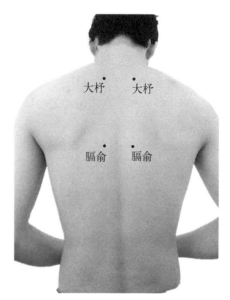

图2-41　大杼穴、膈俞穴

8. 髓会绝骨

定位：在外踝尖上3寸，腓骨前缘处。

释穴：又名悬钟穴，首见于《针灸甲乙经》，悬。有吊挂的意思。钟，在古代是指编钟，为一种乐器，其声音浑厚悠扬。本穴因下有外踝如钟形，此处正如悬钟之象，故名"悬钟"。

功能主治：益髓添精、壮骨，理筋通络、止痛。

临床应用：1. 益髓添精、壮骨，本穴为髓之所会，与肾关系密切，肾主骨而生髓，所以，针刺本穴能益髓而壮骨，常用于治疗肾虚精亏、髓海不足所致的头晕、耳鸣、两面潮红、盗汗、腰脊酸痛、腿软不能久立等。

2. 理筋通络、止痛；本穴善于疏理经络，是治疗筋伤的效穴，常有应用本穴治疗颈椎病、落枕、偏头痛的报道。同时，应用本穴可以治疗膝痛屈伸不利、半身不遂等。

3. 其他：有报道称，应用本穴治疗高血压，效果良好。

针刺手法：直刺1～1.5寸，益髓添精、壮骨用补法；理筋通络多施以泻法或平补平泻法。（如图2-42）

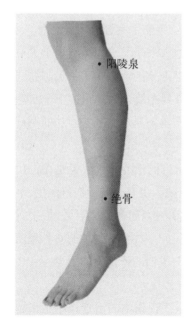

图2-42　阳陵泉穴、绝骨穴

第三章　十二经筋堪大用

第一节　十二经筋解

十二经筋的"筋"包括了我们今天所说的肌肉、肌腱、筋膜和骨连接等，也就是软组织，属于现代解剖学的肌肉系统。在《说文解字》中说："筋，肉之力也。"《释名》则说："筋，力也。肉中之力，气之元也，靳固于身形也。"

通俗讲，"筋"是束固身形并产生力量。我们常说的力气或者气力，就是肉中之气，而肉中之气的产生其实是宗气和卫气共同作用的结果。宗筋不仅保护人体，产生力量，还为筋肉、骨节提供滋养。所以，《素问·痿论》说："宗筋主束骨而利机关也。"

十二经筋属于经络系统，是十二经脉的外围部分，主要循行于体表，聚附于关节和骨骼的部位而不入内脏。其中，手足阳筋主要分布于四肢外侧和项背；手足阴筋则主要分布于四肢内侧和胸腹部位。《灵枢·经筋第十三》列专篇详尽地论述了十二经筋的循行、病候以及治疗，是我们现代研究经筋学说的圭臬宝典。尤其是经筋的循行部分，论述最为详细。

经筋学说在软组织损伤中有特殊的治疗作用和非常好的治疗效果。但是在古代以伤科为小科，从业者属于小众，并未引起医家的足够重视。也有一些针伤科医生，不过他们的关注点大多局限于研究十二经脉及任督二脉，研究经筋者实属罕见，似乎只有十四正经是名门正派，而十二经筋则成了雕虫小技。民间一些身怀绝技的整骨理筋的医生多是师徒相授，整体文化水平不高，缺乏理论基础，类似的传世书籍很少，所以，经筋理论自《黄帝内经》以后，没有多少革新。

到了近代，由于城市病不断增多，针灸、按摩在软组织损伤中的治疗作用越来越受到人们的认可。人们也在寻求和挖掘一种更有效的治疗手段，于是《黄帝内经》经筋理论重又走进了人们的视线,经筋理论得到了进一步的挖掘,经筋疾病的治疗手段相对于以前更加丰富。可以说,人们在继承传统医学的道路上又向前迈进了踏实的一步,这是历史的进步。

单就针灸治疗经筋疾病而言,在临床上还存在很大的问题,疗效也不能让人满意。筋伤筋病不考虑经筋,动辄就是某某经出了问题、经络堵塞等等,究其根本原因还是我们忽略了经筋系统,临床遇到经筋疾病纯以经络穴位为主、阿是穴为辅进行治疗,而不进行深层次的思考和尝试。

试想一下,经筋是什么?经筋是"主束骨而利机关"的,是经络的外围、藩篱,经络都要受经筋保护。我们临床上常见的颈肩腰腿痛这些毛病,大多是"主束骨而利机关"的功能出现了障碍,以膝关节为例,当膝关节发生问题时,最常见的症状就是蹲起受限,上下楼梯疼痛,运动障碍。这时十字韧带撕裂做抽屉试验时手下推拉动作会有松弛感;髌腱炎髌腱局部压痛、绷紧感,且常伴有股四头肌紧张,这些都是典型的束骨利机关的功能出现了问题。所以,经筋病就应该抓住主症,在经筋上施治,不在经筋中下功夫而一味地寻经络定穴治疗,这不是舍近求远是什么?

临床遇到颈肩腰腿痛这样的软组织损伤,首选经筋治疗为主。我一般会在经筋治疗的基础上,再根据经筋损伤的性质和原因,配合经穴治疗。例如患者腰痛,最主要的反应是经筋症状,足太阳经筋疼痛、拘急、筋结,从而产生功能障碍等。然而,腰痛足太阳经筋病变,可以是因,也可以是果。经筋损伤日久牵连经脉受损,这时经筋病变是因。如果是因为肾虚髓亏或湿热痹阻等引起的腰痛,那腰痛经筋损伤就是果了。无论腰痛是因还是果,患者就医最迫切希望解决的是腰痛的症状,所以,治疗仍然是以解决经筋症状为主,在重点解决经筋症状的基础上,再要根据具体的证型选择相应的经穴施针,以期达到标本兼治的目的。

笔者长期在国家队和上海的一线运动队工作,专业化、高强度的运动训练,使得经筋疾病的发生率很高。个人以为,运动员的运动损伤几乎可以涵盖普通人所有的筋病,普通人不常见的筋病在运动员身上都可以看到。比如普通人常患的颈椎病、腰椎病是运动员的常见病,而普通人中不常见的如鹅足滑囊炎、髂胫束摩擦综合征等却是运动员的常见病。所以一个好的队医就是一个运动损伤专家,这并不夸张。

记得2007年的一天,上海某训练基地的一个领导在开会的时候好奇地问我:"小盖,为什么某医院的知名专家都看不好的病,你能看好?"言语间,似乎还有一点不相信。这也难怪,那个时候笔者还不满30岁,但在基地里已经小有名气了。很多时候队员不愿意去找专家会诊,而愿意在我这里治疗。这位领导的问题也代表了一些人的疑问。

其实，这个问题不难解释，我和这位领导说："跟专家比，无论是理论还是临床经验我都不如人家，这是心里话。但我也有专家不能比的地方，第一，我立足于传统医学，浸淫十余年，稍有心得。某专家是西医出身，中医则不是强项。治疗手段无非是吃药、封闭、手术而已。但我的治疗手段很多，光常用的治疗针具就有毫针、火针、银针、芒针、三棱针等等，还有推拿、中药，也包括西药、封闭、物理治疗等，比西医的治疗手段明显要多。这就好比两个神仙斗法，如果法力一样高，分不出高下，则法宝多的一方胜算必然会比另一方大。第二，最主要的是专家平日里诊务繁忙，除了出诊，还要带学生，还要理论研究，不像我们运动队的队医，每日和队员泡在一起，几乎每天都要下场地保障训练，对于运动训练的特点、运动损伤的特点，以及运动员自身的肌肉状态可以说了如指掌，相当于半个教练。就算运动员受伤去专家那里看病，当天诊断、处理好也就结束了，后续治疗恢复情况的好与坏专家都很难继续跟进。而队医不行，不要说领导三天两头的'关心'，光看队员训练场上抬不起腿、伸不直腰，无形中就有一种压力逼着你想办法，每天的跟踪琢磨，反复求证试验，都是真刀真枪、一点一滴的经验积累，这些都是专家所不具备的。"听了我的回答，这位领导和其他与会的同事都纷纷表示赞同，认为有道理。

既要伤病快点好，又要保证训练不间断，是困扰队医和教练的主要矛盾。教练从训练的角度寻找原因，队医则在临床实践中不断探求更有效的治疗手段。笔者也是拜访了很多老师，翻阅了无数的书籍资料，尝试了很多方法，经历了无数次失败，最后才发现在《黄帝内经·经筋第十三》中早就有了答案，我们真是捧着金饭碗要饭的乞丐！

第二节　筋伤是百病之源

我们时常赞扬军人是钢筋铁骨，大家也许不知道，这铮铮铁骨正是靠"宗筋主束骨而利机关"的功用来实现的。在为人体服务的同时，经筋这道藩篱屏障也最容易受到伤害。随着现代社会生活节奏越来越快，生活方式也发生了改变，日常生活中随处可见的颈椎病、腰椎病、网球肘、膝关节损伤、腱鞘炎等都属于经筋损伤的范畴。

而经筋损伤引起的问题远不止筋伤本身，发病率很高的颈性高血压、假性心脏病、慢性胃炎、月经不调、痛经、前列腺炎、性功能障碍等很多问题的元凶都是经筋损伤。临床上经常看到有的患者反复出现心悸、胸闷、心慌，甚者会出现晕厥症状，临床检查结果没有发现器质性的病变，心电图、心脏彩超、心肌酶等检查都正常，但患者就是不舒服，这很多时候都是经筋在作怪。所以有人说：筋伤是百病之源，这话一点也不夸张。

2015年冬天，我回乡照顾母亲，师父时明得知我母亲病重专程飞到东北探望，其间也帮我家人诊病。我大姐这两年血压有点高，吃降压药效果不理想，整天浑浑噩噩的，颈椎病发作或者加重的时候血压就会出现上升的现象，头颈部症状得到缓解之后，血压也会随之下降。师父检查发现，大姐的手少阳经筋、足少阳经筋、足太阳经筋经过肩颈部的地方僵硬，板结如一块铁板，风池、风府、肩井、天鼎、扶突等穴严重淤堵，典型的清气不能升、浊气不能降，血压怎么可能不高、大脑又怎么可能清爽呢？这种情况下人体对降压药自然不敏感。师父当天并未用针，仅是用了手法整骨，随着"咔嗒、咔嗒"几声脆响，骨头复位的声音传来，大姐顿觉一片清爽。用她自己的话说，大脑好久都没这么清爽过了，感觉有一股气降下去，脖子的地方一下子就松了，连呼吸都通畅了。整骨理筋或者针灸对颈性高血压的治疗效果还是比较明显的，随着颈椎病病情的稳定，血压也会进一步得到控制，趋于稳定，甚至恢复正常。

经筋疾病的成因

宋代陈言在《三因极一病证方论》中说："医事之要，无出三因"，把三因归纳为内因、外因、不内外因三种，并强调说："倘识三因，病无余蕴。"经筋疾病的发生亦是跳不出三因范畴，大抵可分为内因、外因、劳损。

1. **内因**　内因主要是体质问题，可以是先天父母遗传，比如有的人天生就谨小慎微，性格比较拘谨；也可以是后天形成，后天受生活环境、工作环境、工作性质影响，尤其是一些比较特殊的工种，比如财务、律师这样责任心强，又比较敏感的行业，长期工作压力大、精神压力大，思虑过度，导致精神情志失于疏泄，最后伤肝、伤脾，因为肝主疏泄、主筋，而脾主肌肉，疏泄失常、思虑过度，则会出现筋脉拘挛、板结或肌肉懈惰等，这是后天因素导致的，也归于内因的范畴。

这种情况在临床上很常见，有一次我门诊就来了一个这样的患者，40岁出头的年纪，身高1.7米，看上去很结实，因颈椎不适来诊。触诊检查的时候发现患者的肌肉僵硬，足少阳经筋、手少阳经筋、足太阳经筋、手太阳经筋大面积板结。尤其是足太阳经筋，沿着足太阳经筋一路摸下去，直到腿部症状都差不多，僵硬板结，多处筋结。检查后我跟他说："你腰也不好，而且时间很久了。"患者看看我，面有疑色地说："你摸摸就知道了？"我笑了笑接着说："不仅如此，你应该比较容易紧张吧，是不是工作压力比较大？"这下患者有点不淡定了，一脸不可思议地问："这也是你摸出来的？太准了，我是律师，虽然收入不错，但平时工作压力非常大。"患者平时容易疲劳，稍微运动一下就腰酸背痛。不仅如此，还经常心胸憋闷有压迫感，包里一直装着速效救心丸，以备不时之需。其实这在很大程度上是内因造成的经筋损伤。患者觉得医生很神,摸摸肌肉还能摸出性格和工作状态来,其实这里并没什么玄机,就是根据经筋的生理、病理特点,知常达变,一点小技巧而已,看的患者多了经验也就有了。

2. 外因　经筋损伤中,外因比较常见。外感六淫都可以引起经筋损伤,尤其是风寒湿三邪是经筋损伤最常见的原因。

3. 风　《素问·风论》云:"故风者,百病之长也,至其变化乃为他病也。"故《素问·上古天真论》上说:"夫上古圣人之教下也。皆谓之虚邪贼风避之有时。"以前练武的时候,汗出当风是大忌,师爷经常提醒我们:避风如避箭,遇风当急避。就是因为风是百病之长、六淫之首,打把式出汗的人最有体会,寒暑湿燥火之邪常借风邪侵袭人体。风邪侵袭人体,先犯肌腠,郁于肌表。现代人崇尚西方的一套,常在锻炼出汗后贪凉饮冷,此时腠理开,正气疲,贼邪由是而入,百病由是而生。

两周前接诊一个落枕患者,自述早晨起床后脖子不能动了,问他前一天有没有做过运动?患者说昨晚打了一场羽毛球,出了很多汗。这就是病因了,《素问·生气通天论》说:"故风者,百病之始也,清静则肉腠闭拒,虽有大风苛毒,弗之能害。"这样的患者一般运动不规律,打球可能是一时兴起,运动后没有及时更换衣服,穿着湿衣服吹空调或者吹风,回家也不做肌肉拉伸放松,一觉醒来就这样了。所以规律运动,运动后避风、及时更换干爽衣服非常必要。

4. 寒　寒为阴邪,易伤阳气。本来"阳者卫外而为固",当人体阳气虚弱时,寒邪乘虚而入,寒邪入表则肌表凝滞、筋脉拘急,从而变症丛生。这和"热胀冷缩"的原理是一样的,冬天寒冷的时候,人们会说:缩在被窝里不起来、把手缩在袖子里……,形容人怕冷的样子还会说:缩手缩脚、缩头缩脑等等,这些都是收缩收引的状态。在人体,这种筋脉拘急收缩的状态如果得不到及时处理就会引起疼痛、功能障碍,压迫血管影响血液循环,压迫神经引起麻木等。临床上常见的肩凝症,也叫冻结肩,就是强调寒邪在这个病中起到的作用,很多人睡觉有个习惯,就是把肩膀露在外边,久而久之,寒气凝结于肩部形成了肩凝症。虽然寒邪侵袭只是肩凝症的一个证型,但却是最常见的症型。

笔者白天门诊来了一个姑娘,一进门我就看见她穿着半袖双手十指的第一指间关节缠满了白色的膏药,小臂也有四五处贴着膏药,肩和脖子上都是这样的膏药,双侧对称。姑娘长得高高大大的,观察一下贴膏药的位置,我第一感觉姑娘可能是打排球的。姑娘身后跟着她的妈妈,还有一个是我们儿科的徐主任,是她们的朋友。姑娘跟我说昨天开始,突然双手十指疼痛,有酸胀及麻木感。我的手刚一放到姑娘的肩上,马上就感到一股寒气,再摸手臂,同样的触手冰凉。我问她,你是不是经常吹冷空调啊?

姑娘没说话,看着她妈妈笑了。一旁的徐主任也笑了,她说,四年前你就说她是空调吹太多了。那次她吹空调引起咳嗽、咽痛找你扎过针。一说到这里我马上就记起来了,四年前有一个小姑娘到我这里来,也是徐主任带来的,当时那小姑娘给我的印象特别深,就像今天一样,检查的时候触手冰凉。她妈妈说,孩子怕热,喜欢吹空调,而且温度特别低,每次都调到19摄氏度,而且对着脖子吹。四年的时间,姑娘正好过了发育期,长得高高大大的,一下子认不出,但这事对我印象很深,至今还记得。这也是典型的寒邪引起的经筋病变。

5. 湿　湿为阴邪,易伤阳气,阻遏气机,且湿性重浊,故中于湿邪者容易疲劳,经常听到患者形容自己的状态是:腿沉,迈不动步,像灌了铅一样。有的腰痛患者形容自己腰部症状时,没有具体痛点,而是整个腰胯部酸沉,往下坠。这些都是湿邪为患引起的症状。而且因为湿性黏滞,所以湿邪为患一般恢复比较缓慢。

6. 劳损　劳损可归纳为不内外因,这也是经筋损伤中最常见的原因之一。尤其当今社会的生活节奏越来越快、工作强度越来越大,办公族上班对着电脑,下班对着手机,上班坐在办公椅上,下班窝在沙发里、久坐伤肉、久视伤血、久而久之肩酸背痛、头昏脑涨,这些都是筋伤的发病根源。长期不运动让身体僵硬,笨拙,人也变得越来越没有活力,像一潭死水。

静极思动,大家开始意识到运动对身体的重要性,尤其这几年运动健身大热,自从国家放开赛事主办权后,各种马拉松、越野赛如雨后春笋,周周都有比赛,这又给经筋疾病,如筋痛、筋驰、筋强、筋走、转筋及痹证的发生提供了丰富的土壤。

2018年接诊一个小伙子,据说还是业余跑界的大神级人物,7天的时间跑了两个大的百公里越野赛,一个是300多千米,另一个是200多千米,7天总跑量是500多千米,听着都无法想象他是怎么完成的,可是,跑完这两场比赛受伤了!足太阳经筋、足阳明经筋、足少阳经筋全部出了问题。

所以,这两年就出现了两种声音,一个说要坚持锻炼对身体好;一个说经常运动对身体不好,比如跑步伤膝盖,比如经常无氧运动减寿等等。难道不运动就不伤膝盖吗?前两天我接诊一个患者,女,51岁,膝盖疼痛,上下楼梯困难,发软,核磁共振诊断膝关节退化。她本身就是做医疗行业的,在国内外都有自己的医院,平时也很注重保养身体,但从不运动。再看她的膝关节,严重退化,50岁的人70岁的膝盖,软骨磨损得差不多了,半月板二度损伤,髌下脂肪垫增厚,髌腱炎,触诊足太阳经筋、足阳明经筋有多处筋结,经过针灸理筋治疗三次,症状基本消除,但软骨没了就没了,无法修复。这个病案的关键是她从来不运动。所以运动伤膝,不运动也伤膝,关键是合理,动静结合、科学训练。

第三节　十二经筋基础

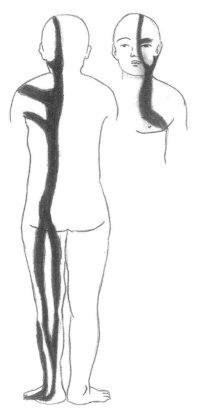

图3-1　足太阳经筋图

为方便读者阅读原文,笔者将经筋部分的原文整理为循行、病候和治疗三个部分。这样可以使原文更加清晰,一目了然。在原文后,有选择性地列举了一些常见的经筋疾病的诊断和治疗,使理论能联系临床实际,方便读者加深对《灵枢·经筋第十三》原文的理解,提高经筋疾病的诊断和治疗水平。

一、足太阳经筋的循行:足太阳之筋,起于足小趾,上结于踝,邪上结于膝,其下循足外踝,结于踵,上循跟,结于腘;其别者,结于踹外,上腘中内廉,与腘中并,上结于臀,上挟脊,上项;其支者,别入结于舌本;其直者,结于枕骨,上头下颜,结于鼻;其支者,为目上网,下结于顺;其支者,从腋后外廉,结于肩髃;其支者,入腋下,上出缺盆,上结于完骨;其支者,出缺盆臣,邪上出于顺。(如图3-1)

足太阳经筋的病候:其病——小趾支,跟踵痛,腘挛,脊反折,项筋急,肩不举;腋支,缺盆中纽痛,不可左右摇。

足太阳经筋的治疗:治在燔针劫刺,以知为数,以痛为输。

二、足少阳经筋的循行:足少阳之筋,起于小趾次趾,上结外踝,上循胫外廉,结于膝外廉;其支者,别起外辅骨,上走髀,前者结于伏兔之上,后者结于尻;其直者,上乘眇季胁,上走腋前廉,系于膺乳,结于缺盆;直者,上出腋,贯缺盆,出太阳之前,循耳后,上额角,交巅上,下走颔,上结于顺;支者,结于目眦为外维。(如图3-2)

足少阳经筋的病候:其病——小趾、次趾支,转筋,引膝外转筋,膝不可屈伸,腘筋急,前引髀,后引尻,即上乘眇季胁痛,上引缺盆膺乳,颈维筋急,从左之右,右目不开,上过右角,并跷脉而行,左络于右,故伤左角,右足不用,命曰维筋相交。

足少阳经筋的治疗：治在燔针刼刺，以知为数，以痛为输。

三、足阳明经筋的循行：足阳明之筋，起于中三趾，结于跗上，斜外上加于辅骨，上结于膝外廉，直上结于髀枢，上循胁属脊；其直者，上循骭，结于膝；其支者，结于外辅骨，合少阳；其直者，上循伏兔，上结于髀，聚于阴器，上腹而布，至缺盆而结，上颈，上挟口，合于頄，下结于鼻，上合于太阳，太阳为目上网，阳明为目下网；其支者，从颊结于耳前。（如图3-3）

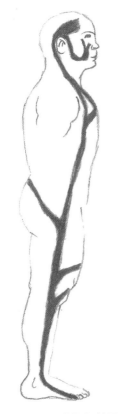
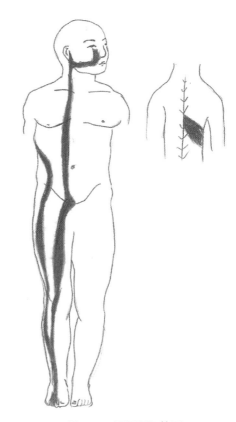

图3-2　足少阳经筋图　　　　　图3-3　足阳明经筋图

足阳明经筋的病候：其病——足中趾支，胫转筋，脚跳坚，伏兔转筋，髀前肿，㿉疝，腹筋急，引缺盆及颊，卒口僻，急者目不合，热则筋纵，目不开。颊筋有寒，则急引颊移口；有热，则筋弛纵缓不胜收，故僻。

足阳明经筋的治疗：1. 治之以马膏，膏其急者；以白酒和桂以涂其缓者，以桑钩钩之，即以生桑灰置之坎中，高下以坐等，以膏熨急颊，且饮美酒，啖美炙肉。不饮酒者自强也,为之三拊而已。

2. 治在燔针劫刺,以知为数,以痛为输。

四、足太阴经筋的循行:足太阴之筋,起于大趾之端内侧,上结于内踝;其直者,络于膝内辅骨,上循阴股,结于髀,聚于阴器,上腹,结于脐,循腹里,结于肋,散于胸中;其内者,着于脊。(如图3-4)

足太阴经筋的病候:其病——足大趾支,内踝痛,转筋痛,膝内辅骨痛,阴股引髀而痛,阴器纽痛下引脐,两胁痛引膺中,脊内痛。

足太阴经筋的治疗:治在燔针劫刺,以知为数,以痛为输。

五、足少阴经筋的循行:足少阴之筋,起于小趾之下,并足太阴之筋,邪走内踝之下,结于踵,与太阳之筋合,而上结于内辅之下,并太阴之筋而上循阴股,结于阴器,循脊内挟膂,上至项,结于枕骨,与足太阳之筋合。(如图3-5)

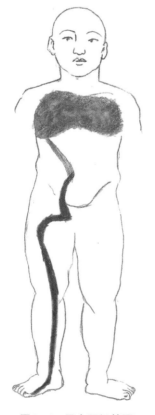 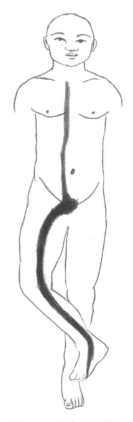

图3-4　足太阴经筋图　　　　　图3-5　足少阴经筋图

足少阴经筋的病候：其病——足下转筋，及所过而结者皆痛及转筋。病在此者，主痫瘛及痉，在外者不能俯，在内者不能仰。故阳病者腰反折不能俯，阴病者不能仰。

足少阴经筋的治疗：治在燔针劫刺，以知为数，以痛为输。在内者，熨引饮药。此筋折纽，纽发数甚者，死不治。

六、足厥阴经筋的循行：足厥阴之筋，起于大趾之上，上结于内踝之前，上循胫，上结内辅之下，上循阴股，结于阴器，络诸筋。（如图3-6）

足厥阴经筋的病候：其病——足大趾支，内踝之前痛，内辅痛，阴股痛转筋，阴器不用，伤于内则不起，伤于寒则阴缩入，伤于热则纵挺不收。治在行水清阴气。

足厥阴经筋的治疗：其病转筋者，治在燔针劫刺，以知为数，以痛为输。

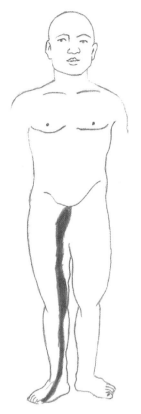

图3-6　足厥阴经筋图

七、手太阳经筋的循行：手太阳之筋，起于小指之上，结于腕，上循臂内廉，结于肘内锐骨之后，弹之应小指之上，入结于腋下；其支者，后走腋后廉，上绕肩胛，循颈出走太阳之前，结于耳后完骨；其支者，入耳中；直者，出耳上，下结于颔，上属目外眦。（如图3-7）

手太阳经筋的病候：其病——小指支，肘内锐骨后廉痛，循臂阴入腋下，腋下痛，腋后廉痛，绕肩胛引颈而痛，应耳中鸣，痛引颔，目瞑，良久乃得视，颈筋急则为筋瘘颈肿。

手太阳经筋的治疗：1. 寒热在颈者，治在燔针劫刺，以知为数，以痛为输。

2. 其为肿者，复而锐之。

八、手少阳经筋的循行：手少阳之筋，起于小指次指之端，结于腕，中循臂，结于肘，上绕臑外廉，上肩走颈，合手太阳；其支者，当曲颊入系舌本；其支者，上曲牙，循耳前，属目外眦，上乘颔，结于角。（如图3-8）

手少阳经筋的病候：其病——当所过者即支转筋，舌卷。

手少阳经筋的治疗：治在燔针劫刺，以知为数，以痛为输。

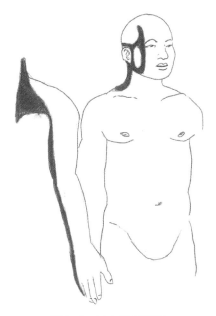

图3-7 手太阳经筋图

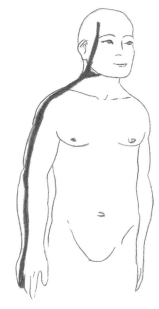

图3-8 手少阳经筋图

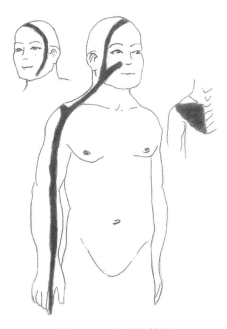

图3-9 手阳明经筋图

九、手阳明经筋的循行：手阳明之筋，起于大指次指之端，结于腕，上循臂，上结于肘外，上臑，结于髃；其支者，绕肩胛挟脊；直者，从肩髃上颈；其支者，上颊结于頄；直者，上出手太阳之前，上左角，络头，下右颔。（如图3-9）

手阳明经筋的病候：其病——当所过者支痛及转筋，肩不举，颈不可左右视。

手阳明经筋的治疗：治在燔针劫刺，以知为数，以痛为输。

十、手太阴经筋的循行：手太阴之筋，起于大指之上，循指上行，结于鱼后，行寸口外侧，上循臂，结肘中，上臑内廉，入腋下，出缺盆，结肩前髃，上结缺盆，下结胸里，散贯贲，合贲下，抵季胁。（如图3-10）

手太阴经筋的病候：其病——当所过者支转筋，痛甚成息贲，胁急吐血。

手太阴经筋的治疗：治在燔针劫刺，以知为数，以痛为输。

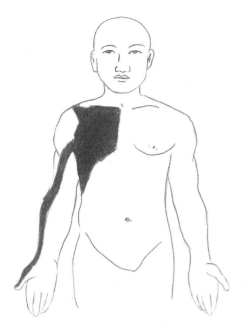

图3-10 手太阴经筋图

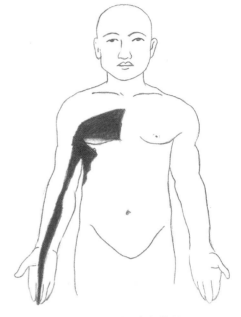

图3-11 手心主经筋图

十一、手心主经筋的循行：手心主之筋，起于中指，与太阴之筋并行，结于肘内廉，上臂阴，结腋下，下散前后挟胁；其支者，入腋，散胸中，结于臂。（如图3-11）

手心主经筋的病候：其病——当所过者支转筋，前及胸痛息贲。

手心主经筋的治疗：治在燔针劫刺，以知为数，以痛为输。

十二、手少阴经筋的循行：手少阴之筋，起于小指之内侧，结于锐骨，上结肘内廉，上入腋，交太阴，挟乳里，结于胸中，循臂，下系于脐。（如图3-12）

手少阴经筋的病候：其病——1. 内

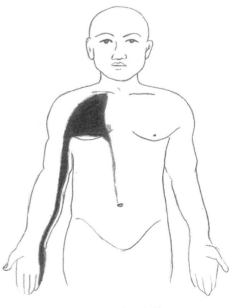

图3-12 手少阴经筋图

急,心痛伏梁,下为肘网。

2. 当所过者支转筋,筋痛。

手少阴经筋的治疗:治在燔针劫刺,以知为数,以痛为输。其成伏梁吐脓血者,死不治。

第四节　经筋疾病的诊断方法

经筋疾病的诊断分三步,一看二摸三听。

1. **看**　即是医生用眼睛的观察来判断疾病的性质。看有整体和局部之分,高明的医生从第一眼看见患者,就可以通过患者的步态、表情,大概判断出患者什么地方出了问题,这是整体地看。

局部地看,即是对患者病变局部进行仔细的观察。首先,观察病变局部的颜色,当经筋发生病变后,病变区域的皮肤颜色会发生改变,如颜色发暗、发青或发黑,一般表示有寒、有瘀;如颜色发红,则代表有热、炎症反应期或者是急性损伤期。其次,看病变经筋是否有凹陷萎缩,一般凹陷萎缩代表虚证,隆起一般代表实证。当然,如果凹陷的下边或者局部有硬结说明是虚中夹实;反之,如果隆起的地方按之虚软,多半是实中带虚。最后,医生根据望诊的结果大概判断是哪条经筋出了问题,为后面进一步的检查提供依据。

望诊时,医生最好也注意观察一下患者的脊柱是否正直,俗话说,万病皆由脊背起,脊柱问题往往是引起很多经筋疾病的罪魁祸首。通常情况下,脊柱在脊背中轴线上呈一条直线,如果脊柱向左、向右或者向左右侧弯,说明有关节紊乱发生,身不正则气不顺,变生诸证,当此时,需要先整脊而后理筋,方可标本兼治。

2. **摸**　医生通过触摸可以得到三个基本信息:其一,通过触摸感知病变局部肌肤的温度,如果皮肤过凉,表示有寒或有瘀。这些年随着空调的普及,在家有空调,上车有空调,上班有空调,空调几乎无所不在。"寒则收引",冷空调吹多了,寒邪浸淫于经筋关节日久引起经筋病变,筋急筋挛筋结。这时触摸患者筋伤局部会发现触手冰凉,个别受寒厉害的,医生的手从患者身上移开时掌心还是冰凉的,极不舒服。很多女孩子喜欢穿裙子,夏天穿裙子吹空调,冬天穿裙子斗寒风,久而久之,寒邪侵袭,很多人都有痛经、膝痛,检查膝关节的时候,触手冰凉,一股寒气直浸医者的掌心。相反,皮肤过热则代表热证,比如一些急性筋伤或者陈旧性损伤发作时引起的炎症,局部都会发热。

其二,也是最重要的,是要感知病变经筋局部的松紧、软硬、粗细、凹凸等变化。

正常的经筋应该柔和而有弹性,若经筋局部僵硬,不柔和,或医生指下有条索状硬结,则表示经筋损伤。筋强、筋走、筋翻、筋驰、筋纵、筋歪等经筋损伤,医生都可以在指下找到不同的感觉。

经筋损伤不能只检查患者痛点局部,要有整体观,局部病变可以引起整条经筋损伤,甚至可以累及相邻或相关经筋的受损。所以,除了局部触诊,对整条经筋及相邻经筋都要进行触诊检查,以免漏诊,影响治疗效果。

其三,脊柱是人体的中枢,一旦中枢系统出现问题,偏离了中轴线,则整个人体的平衡就遭到了破坏,为了维持这个平衡,经筋系统就要进入战斗状态,继续维持身体的平衡,这样无疑会增加经筋系统负担,造成经筋损伤。相同的,经筋损伤也可以导致脊柱发生侧弯,引起相关病变。因此,在检查经筋的同时,触摸检查脊柱有无偏歪或小关节紊乱,可以帮助医生判断是脊柱损伤引起的经筋病变,还是经筋自病。

脊柱的检查方法是,医者以三指定位,中指放在棘突上,食指、环指分别放在棘突两侧,由上而下滑动触摸,仔细体会指下的细微变化,判断棘突是否正直无偏。脊柱正常则指下正直顺畅,在一条直线上,若脊柱不在一条直线上或者滑到某处指下有突兀感,大多提示局部关节紊乱或局部经筋病变。

3. 听 听分为两种,其一是听患者口述关于筋伤的来龙去脉以及大概的痛点位置,亦即发病的原因、时间、主症等;二是医者在触诊过程中,细心体会手底下的感觉,往往在伤病的原发点及痛点可以听到一些异常的声音,这些声音通过骨传导而被医生感知。

这样的一种感觉有点像太极拳的听劲,要求医生的手要感觉灵敏。平时要多听多实践,日久功深自会通灵。我的师父时明先生平时看病,基本不需要患者多说话,只要手往患者身上一搭,或看似不经意地轻轻一捋,病情便已了然于胸!所言必中,真有些高手过招的感觉,轻描淡写之间,已将对手的力化于无形。看师父诊病是一种享受,是高超的艺术!

第五节　经筋疾病的治疗方法

在《灵枢·经筋第十三》的原文中,经筋的治疗原则基本都是"治在燔针劫刺,以知为数,以痛为输"。而在《经筋第十三》的最后,我们却看到了这样的经筋治疗原则:"经筋之病,寒则反折筋急,热则筋弛纵不收,阴痿不用。阳急则反折,阴急则俯不伸,淬刺者刺寒急也,热则筋缓不收,无用燔针,名曰季冬痹也。"

从这段结论中,我们可以品味出这样三层意思:一是经筋之病不是单一不变的,虽然多为寒症,但也有热症,其实还有淤症,临证要注意辨别虚实寒热。性质不同,治疗也不能单一不变,这是一个基本前提。二是经筋之病因为寒热虚实之不同,大抵会产生两种结果,一为过紧,一为过松。寒性收引,"寒则反折筋急"导致经筋收缩过紧。过紧者会产生诸如筋急拘挛、牵引、结节、疼痛等以收缩为主的症状;相反,"热则驰纵不收,阴痿不用",过松者则会出现筋缓、驰纵不收、无力,阴痿不用等改变。《素问·阴阳应象大论》说:"年六十,阴痿,气大衰。"吴昆在《素问吴注》中说:"痿,与萎同,草木衰而萎也。阴痿,阴事弱也。"张介宾在《类经·阴阳类二》注曰:"阴痿,阳不举也"。这些都是筋过松的状态。

最后,因为经筋之病有寒热虚实之不同,治疗也就要有所区别。经筋疾病之属于寒者,治以燔针劫刺,因为燔针主于寒症,此其常也;而经筋之病又有热症,如足阳明经筋的病候"有热,则筋驰纵缓不胜收,故僻",足厥阴经筋的病候"伤于热则纵挺不收"。所以临床治疗要加以区别。经筋疾病之属于热者,则"无用燔针",以免犯虚虚实实之戒。而经筋之病又有淤症,所谓久痛必瘀,寒凝亦可致瘀。临床治疗祛瘀方可生新,有利于局部的新陈代谢以及炎症吸收。

根据经筋疾病不同的性质,选择不同的治疗方法。一般是以针刺为主,理筋、拉筋与正骨相结合的方法治疗经筋疾病,往往能收到立竿见影的效果。经筋没有固定穴位,阿是穴在很大程度上是针对经筋而言的,所以,筋伤治疗以阿是穴为主。

与《黄帝内经》时代相比,现在的针刺工具变化很大,更加安全、简便、丰富。除了火针外,其他还有银针、毫针。放血有七星针或梅花针放血,还可以用三棱针或采血针刺血等。针具的选择一般根据患者的具体情况而定,例如,《经筋第十三》"以痛为输"的原则,根据"望、触、摸"得到的结果选取相应痛点及引起功能障碍的筋结进行针刺治疗,远端取穴与局部取穴相结合,以疏导为主,疏筋散结。很多经筋疾病,选穴正确往往针出痛止。

"瘀血不去,新血不生",针对筋伤而有气滞血瘀的情况,常采用三棱针、七星针或梅花针放血加拔罐以化瘀生新。我在临床上使用的放血针是以医院检验科所使用的采血针代替,这种针有三个好处,安全、卫生、疼痛远比三棱针小。七星针(或梅花针)放血多应用于瘀血范围比较大的病变。

推拿理筋、拉筋是经筋疾病最常用、也是最重要的治疗手段,与针灸形成互补。推拿理筋、拉筋手法流派众多、百家纷呈,不同流派对手法的要求也不同,手法的轻重缓急、时间的长短也各有区别,但目的是一样的,那就是松筋解结。

十几年前,有一次我去师父时明家做客,师父给我看了一本油印本的练功小册子,是已故武当武术家裴锡荣前辈的遗著,里面详细介绍了一指禅练功方法,非常好。其中有一段关于制敌与治伤的关系的论述,给我留下了深刻印象。裴老前辈说:此功练成,重手法用于制敌,可以致人伤残,甚至死亡;轻手法则用于为患者治病疗伤。

我当时年纪轻,还不能完全理解这句话的含义,临床治疗凭一股蛮劲,按摩推拿以重手法为荣。又过了两年,我发现我的技术水平好像遇到了一个坎儿,到了一个层次就无法再提高,不能有所突破。这让我感到非常的迷茫和无助,眼前就像有一层窗户纸,可就是没有人能帮我捅破,那种感觉真是不爽!直到2003年,我碰到了西安的铁萱老师。第一次见面,她提出要试试我的手法。于是,我为她做了一次颈部按摩,只做了一半,老师就让我停了下来,她跟我说:"你的手法戾气太重,不够祥和,说明你心境还不够安静,用重手法为人推拿治伤最是伤人伤己!"这句话似乎就是对裴锡荣前辈那句话的诠释,对我的触动很大。那些年我因为年轻气盛,练拳过度强调实战应用,几乎天天有对抗,周末休息就往公园跑,找人切磋,为此还得罪了不少人,说戾气重我完全相信。说完这些话,铁老师还为我做了示范,传授给我轻手法治疗的方式方法。当铁老师的手搭在我的肩上,只感觉芊芊细指间似有一股暖流,缓缓注入,整个人顿觉舒畅,颇为神奇。老师的言传身教,犹如醍醐灌顶,阴霾一扫而尽,豁然开朗!在那以后,我按照老师的要求,一边继续练功修行;一边为人疗伤,疗效显著提高,心境也更加平和舒畅,利人利己!

所以,我认为推拿按摩的手法应该轻缓渗透,如春风和畅,"中病即止"不可过重。时间也不宜过长,软组织病变多有炎症反应,尤其炎症发作期,在炎症局部行长时间按摩推拿反而会加重炎症反应,不利于筋伤恢复。当然,在按摩前还要有个明确的诊断,这样就可以有目的、有针对性地进行治疗。如果是没有目的的按摩,按再长的时间也是徒劳而无功。

正骨疗法是以矫正小关节紊乱为主,有人说经筋损伤是小关节紊乱造成的,也有人说肌肉不正常的牵拉造成小关节紊乱,其实源头并不重要,重要的是结果——筋骨并伤,所以治疗也要筋骨并重,从源头上治理,理筋整骨,所谓"标本兼顾"。正骨的前提是熟悉关节、肌肉的生理解剖特点,正骨的关键在于准确定位,手法以巧为主,切忌动作生猛或盲目乱搬,以免发生危险,现在很多按摩店里的按摩师,胆子很大,没有经过正规培训也敢为人整骨,真是危险!

第六节　病案举要

一、足太阳经筋病(腰痛)

季某,男,42岁,私企老板。2008年5月17日初诊。

早晨起床后腰部疼痛,不能穿裤子,由家人搀扶来诊。

现患者自觉腰部酸痛,有负重感。

查体:患者脊柱右侧弯、前屈位20度,不能伸直,L3右侧压痛(+++),可触及条索状结,两侧腰肌张力增高,直腿抬高试验50度(+)。经外院核磁共振检查:L4/5,L5/S1椎间盘突出。

诊断:足太阳经筋病(腰痛)。

治疗:患者L3、4关节紊乱,是引起脊柱侧弯的主要原因。所以治疗首先以正骨为主,患者取右侧卧位,施以定位侧扳,"咔嗒"一声,表明关节已经复位。引起关节紊乱的原因是脊柱右侧的足太阳经筋拘急,造成脊柱两侧经筋的牵拉不均匀,所以关节复位后,施以快针理筋,疏通筋脉,并针刺放血,以祛邪为主,选取局部痛点和远端委中穴放血相结合。委中穴以采血针点刺加拔火罐,痛点局部以梅花针扣刺放血加拔火罐,血变为止。术后患者自觉较来时轻松。

隔日治疗一次,5月19日,患者由家人陪同,已不用家人搀扶,自己步行来诊。自觉腰背部拘紧,僵硬不舒。治疗主要以快针局部针刺配合推拿理筋治疗,针后有如释重负之感。

5月21日,经过两次治疗后,患者活动功能明显改善,脊柱侧弯好转,以推拿理筋为主,配合针灸调整足太阳经筋。

该患者后期以推拿舒筋通络为主,配合针灸治疗。选穴:双肾俞补法加温灸,双大杼泻法,腰阳关补法加温灸,后溪泻法(左右交替),右委中泻法。如法治疗,半月而愈。

二、足太阳经筋、手阳明经筋同病(颈椎病)

梁某,女,55岁,工人。2009年初诊。

患者自觉颈部僵硬不适,活动不利一年余。

现患者经常头痛头胀,视物不清,及肩背部不舒。X光片显示:颈椎退行性改变,C3、C4间隙狭窄。

查体:肩颈部触手有寒气,双风池穴有窒塞感,C2、C3右侧局部僵硬、压痛(++),C7两侧局部僵硬、压痛,可触及条索状硬结,前屈20度,后伸25度受限,右旋30度受限,右侧颈肌疼痛。

诊断:足太阳经筋、手阳明经筋同病(颈椎病、C2、C3颈椎小关节紊乱)。

治疗:1. 针灸:以痛点为腧,选取足太阳经筋和手阳明经筋上的多个痛点,用快针梳理。取双侧大杼穴,留针20分钟。自觉肩部发热,向手臂扩散。

2. 正骨、推拿:针后,于颈第二、三关节施以定位搬法复位。复位后,以左手拇食两指向上推按双风池穴,然后于肩颈部的经筋施以一般性理筋手法。

术后,患者顿觉头目清爽,视物清晰,颈部活动自如。

三、足太阳经筋病(腘绳肌损伤)

殷某,男,23岁,田径运动员。2012年2月9日初诊。

右侧大腿后肌拉伤7天。

查体:右侧腘绳肌上段局部压痛(++),肌紧张,可触及条索状硬结。大腿过伸抗阻试验阳性(+),坐骨结节及下方疼痛(+)。

诊断:属足太阳经筋病(腘绳肌损伤)。

治疗:本案是单纯的足太阳经筋病(腘绳肌损伤),治疗采取针灸配合以按摩为主,每周针灸两次,剩下5天以按摩为主,隔天1次。针灸当天不按摩,同时降低训练量。

1. 针灸:根据"以痛为输"的原则,针刺治疗采取局部取穴。以毫针多点围刺,即围绕痛点周围针刺,不在痛点的局部施针,每针相距1厘米距离,留针20~30分钟。

2. 按摩:围绕痛点治疗,以筋膜推法和弹拨、点按手法为主。

针后第二天,队员告诉我疼痛明显减轻,感觉肌肉松开了,要求按摩,并希望再针两次。

四、足太阳经筋病(跟腱炎)

张某,男,23岁,田径运动员。2005年3月初诊。

患者左侧跟腱疼痛近半年,平时训练后推拿,勉强维持训练,近日疼痛加重来诊。

查体:左足跟腱部红肿,较右足跟腱增粗(主要是长时间、重手法按摩引起),局部压痛,足背伸受限。检查整条足太阳经筋发现,大腿、小腿后肌群肌紧张,可触及多处硬结,压痛(+)。

诊断:足太阳经筋病(跟腱炎)。

治疗:该患者来诊时尚处在急性炎症期,施针恐非所宜,故为患者外敷自制中药以消炎止痛为妥。并嘱患者制动一周。炎症稳定后为患者针刺治疗,理筋、拉筋并举,以松解粘连,促进炎症吸收,每周三次,十次而愈。

值得注意的是,该患者左足跟腱红肿增粗现象,这是长时间重手法按摩引起的。所以,对于炎症性软组织疾病,尤其是关节附近的损伤,过度的按摩反而会加重炎症反应。

五、足阳明经筋病(髌腱炎)

陆某,男,21岁,田径运动员,全国冠军。2011年9月初诊。

患髌腱部位疼痛一年余。

髌腱部位疼痛一年余,训练起跳发力时疼痛加重,训练强度过大则症状亦加重,发病时基本不能训练。

查体:髌腱局部压痛(++),伴髌下脂肪垫增厚。伸膝抗阻试验(+),半蹲试验(+)。痛点集中在髌尖部。股四头肌肌紧张,压痛(+)。

诊断:属足阳明经筋病(髌腱炎)。

治疗:1. 针灸:针灸理筋为主,自髀关穴开始,沿足阳明经筋以针灸松解经筋粘连。以毫针自鹤顶穴刺入,平入散刺,针尖朝向髌尖部,然后退出少许,再向髌尖两侧各刺一针。

2. 手法:针后在髌腱周围以轻手法按揉,时间不宜过长,五分钟即可,同时按摩松解股四头肌,从源头上解决髌腱问题。

治疗后压痛减轻,伸膝抗阻试验和半蹲试验疼痛已不甚明显,队员自述膝部比治疗前明显轻松了许多,啧啧称奇!

本案治疗整体与局部兼顾,引起髌腱炎症的是起跳腿长期处于高强度、超负荷训练导致股四头肌肌张力增高,股四头肌长期处于紧张状态,牵连整个膝关节,髌腱压力增大引发炎症。

因为要每天训练,疼痛也一直不能根除。每次队员发觉有些疼痛就过来治疗,每次治疗只需要六七分钟,就能维持至少一个月以上的正常训练。

2012年年初,冬训还没结束,由于训练强度加大,再次导致炎症复发,疼痛加重,训练一度停止。眼看全国室内赛即将开始,队员和教练都很着急。常规的针刺手法恐怕不能即时见效。久痛必有瘀,加之膝关节因为经常冰敷,寒气也重,这时我想到了"治在燔针劫刺,以知为数,以痛为输"的祖训,采取火针局部点刺。针后局部烧灼感,压痛尚在。嘱队员当日不能洗澡。第二天的训练以上肢力量为主,下肢休息。

第三天队员告诉我说:疼痛已明显减轻。三天后,已经可以正常训练了。就是在这次全国室内赛上,该队员取得了全国冠军的好成绩。

六、手阳明经筋病(肱骨外上髁炎1)

葛某,男,35岁,机关干部。2010年7月初诊。

右肘关节疼痛三天。

上周末和同事打羽毛球,第二天右肘外侧开始出现疼痛,用手端东西或手腕屈伸时疼痛三天。

查体:右肘外侧局部压痛,肱骨外上髁及其下方压痛明显,肌紧张,前臂内旋疼痛,右腕握拳尺侧屈疼痛(+)。

诊断: 属手阳明经筋病(肱骨外上髁炎)。

治疗: 针灸:"以痛为输",以痛点局部为中心,向下至手三里穴,向上至上三里穴(本穴是我在长期临床实践中发现的一个经验穴,与手三里相对,位于曲池上三寸的地方,所以取名上三里穴),采用多点针刺,针刺范围要覆盖痛点,留针20~30分钟。针后当天患者就感觉局部疼痛消失。

本案患者引发手阳明经筋病(肱骨外上髁炎)的根本原因是打羽毛球时动作不规范,发力位置不对造成的损伤,属于经筋疲劳,而经筋多附着在关节周围,跨关节而束骨,当经筋疲劳时,附着点局部摩擦增大,从而造成炎症损伤。

七、手阳明经筋病(肱骨外上髁炎2)

陈某,男,45岁,某建筑公司老板。2007年8月初诊。

右肘外侧疼痛一月余。

右肘外侧疼痛一月余,以酸痛为主,开车打方向盘时疼痛明显。

查体: 右肘关节肱骨外上髁下方压痛(+),可触及条索状结节,内旋位疼痛。

诊断: 属手阳明经筋病(肱骨外上髁炎)。

治疗: 针灸加手法治疗为主,以2寸的毫针,于肱骨外上髁下方刺入,待患者有酸麻重胀的感觉时为得气,即可出针。针后,以右手拇指压住肱骨外上髁下方痛点,突然发力向手腕方向搓按,术后,嘱患者活动右肘部,疼痛尽失,活动自如。

八、手少阳、手阳明、手心主经筋病(肘关节软组织粘连)

张某,男,19岁,举重运动员。2009年11月初诊。

右肘关节疼痛,屈伸受限7个月。

患者4月份参加全国比赛时导致右肘关节脱位,经石膏固定,3周后拆除。

现患者右肘关节屈伸受限,影响训练。因为该队员技术条件不错,所以吴指导找到我,希望能帮助队员尽快康复,早点恢复正常训练。

查体: 右肘关节呈半屈位,屈曲90度受限,不能伸直,右肘关节外侧压痛(+),肘关节周围软组织僵硬。

诊断: 手少阳、手阳明、手心主经筋病(肘关节软组织黏连)。

治疗: 采取火针痛点局部点刺治疗,针后,为队员施以拉筋治疗,被动拉伸肘关节及手臂部经筋约5分钟。

第二天我去基地看训练,吴指导告诉我:今天队员做动作比以前好很多,做动作时肘关节能打开了。以后又为其施火针三次，每周一次。平日加强关节被动拉伸，一月而愈。

第七节 经筋疾病的预防

俗语说：筋长一寸，寿长十年。又说；筋柔百病消。这两句话被很多人奉为圭臬宝典。这些话的正确性毋庸置疑，但也不全面。根据个人的经验，经筋的保健和经筋疾病的预防就四个字——"松紧紧松"。

《释名》说筋是肉中之力，气之元。既然筋紧会病，筋松了也会病。筋若太松就是弛缓无力，无法靳固身形，同样也会受伤。筋太紧要松，松了就要紧，这也是体育锻炼的作用，使筋肉保持在一个健康的状态，更有效为人体服务，让我们的生活更精彩。

新加坡患者王女士，天生筋肉松弛，三天两头要摔跤，吃尽了苦头。后来来上海寻求帮助，一边针灸一边练习太极拳，通过一个月不懈的努力，筋肉状况大大改善，很少再发生摔跤的情况。这是筋肉过松的案例，所以我说筋肉的保养和治理是"松紧紧松"，松了紧一紧，紧了松一松，维持相对的平衡，而不是一味地松。

在临床上，像王女士这样经筋疢缓的情况并不多，大多数患者还是以经筋拘谨为主。所以就有了大家都知道的那句话——筋柔百病消。为什么说，筋柔百病消呢？大家考虑一下，我们的神经、血管和肌肉的关系。三者之中，神经属于军队的指挥系统，发布指令；经筋就是一线作战部队，冲锋陷阵；血管是后勤，负责粮草供给，肌肉、骨骼的营养能量来自血管的供给。神经、血管分布在哪里呢？人体的血管、神经就分布在肌肉之间或肌肉的下面，受到肌肉的保护。正常情况下，神经在肌肉的保护下顺畅地传达指令，血液在脉管里畅通顺达，营养身体。筋肉柔和，血管、神经和肌肉三者和谐相处，良好运转，为人体的健康保驾护航。

当人体因各种原因引起筋肉疲劳、损伤时，本来是神经、血管保护伞的筋肉，反过来压迫本应受它保护的对象，引发一系列问题，比如神经根型颈椎病压迫臂丛神经引起的手臂麻木；椎动脉型颈椎病压迫椎动脉引起的眩晕、恶心、呕吐等。

几年前我接诊一个患者，是一位上海阿姨，姓马，54岁，因双手十指麻木来诊。她的手指不是时断时续的麻木，而是24小时不间断的麻木，夜不能眠，才50岁出头的年纪，头发已经基本掉光了，十分痛苦。几年间，她去过很多大医院，找过很多专家，都建议手术治疗。马阿姨因为担心手术有风险，所以一直坚持保守治疗，其间中药、针灸、小针刀、理疗……只要听说什么治疗有效就去试,但问题一直没有得到解决。经过仔细的问诊我了解到,马阿姨这些年一直炒股票,每天对着电脑研究股市行情,股市结束再玩一会儿游戏,久而久之肩颈劳损积重难返,造成了今天久治不愈的结果。检查发现肩颈部肌肉群僵硬犹如铁板一般,颈部活动受限,手指肤色惨白无血色,触手冰凉。

凡此种种皆是筋不柔,这个时候就适用"筋柔百病消"这句话了,不过这句话说起来容易,真要让筋松下来谈何容易!冰冻三尺非一日之寒,治疗也不能一蹴而就,要取得患者的信任和配合,做好持久战的准备。治疗以针灸为主,沿手三阴手三阳经筋巡行方向,理筋解结,松解黏连。最后这个患者用了整整一年的时间方始痊愈。像这样的病例,痊愈后要多拉伸、多锻炼,避免长时间低头,保持经筋柔和。马阿姨还特意送来了一面锦旗表示感谢,这也要感谢她的坚持。

类似这样以筋脉拘急为主的情况,就需要松,让拘谨的经筋松下来。拉伸、按摩、针刺等都是行之有效的解决办法。尤其是自主拉伸,操作简便、易行,不受场地限制,在家里就可以操作、是行之有效的自我防护方法之一。

第八节　几种常见的拉伸方法

一、大腿内侧拉伸

动作目的: 以拉伸大、小腿内侧肌肉为主,包括半腱肌、半膜肌、内收肌及小腿三头肌等。

动作要领: 从头开始,抬头,目视前方;双手伸直,两臂与肩同宽,努力向前伸;后背正直,不要驼背;两腿伸直,尤其膝关节不要弯曲;脚摆正,不要内扣,也不要外摆。(如图3-13)

二、大腿后侧拉伸

动作目的: 主要拉伸大腿后侧的腘绳肌肌群和小腿三头肌。

动作要领: 以拉伸左腿为例,从头开始,抬头,眼睛沿着脚趾延长线目视前方;拉左腿时左手撑地,放于左膝关节外侧;右手抓左脚掌,身体朝前方下压,保持不要驼背,膝关节不要弯曲,脚背正直呈90度;右腿正直,不要弯曲。

拉右腿要点如左腿。(如图3-14)

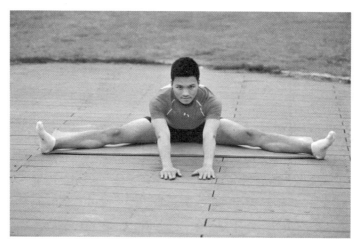

图3-13　大腿内侧拉伸

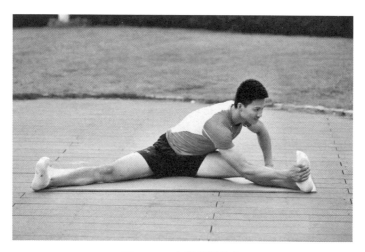

图3-14　大腿后侧拉伸

三、大腿前侧拉伸

动作目的： 拉伸大腿前侧及腹部的肌肉。

动作要领： 拉伸大腿前肌，主要针对大腿前侧股四头肌，对腹部肌肉也有拉伸作用，身体呈半跪状态，一腿在前，另一腿在后，躯干直立挺胸抬头，项顶头正，目视前方，以拉伸右腿为例，左腿在前，半曲位呈90度，左手扶在左膝关节上；右腿在后，膝盖着地，小腿屈曲，右手拉住右踝关节处向上牵拉。左腿与左侧身体在一条直线上，脚尖朝前；右腿与右侧身体在一条直线上。手握踝关节稍下一点，不要抓足尖，以免造成踝关节损伤。

跪式拉伸难度比较大,主要针对经常运动的人群,普通人可以选择站姿拉伸,从跪姿变站姿即可。拉伸左腿要点如右腿。(如图3-15)

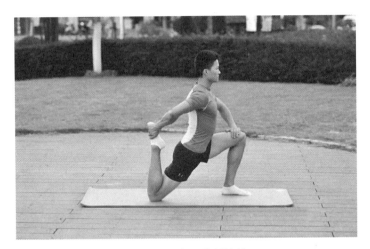

图3-15　大腿前侧拉伸

四、腰骶、髋部拉伸

动作目的:拉伸腰骶、髋部关节、肌肉。

动作要领:本动作主要拉伸腰骶、髋部肌肉、放松髋部关节。以右腿为例,双腿屈曲,左腿呈90度屈曲,右腿搭在左膝关节上方,双手从右腿下方穿过,抱住左小腿向上牵拉。头部向上抬起,使背部隆起,与髋部形成张力,达到牵拉腰骶和髋关节、肌肉的目的。(如图3-16)

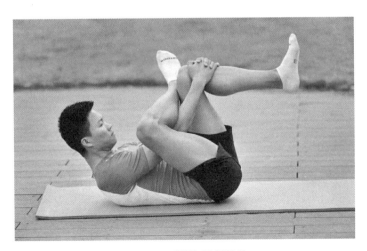

图3-16　腰骶、髋部拉伸

五、腰背部拉伸

动作目的：拉伸腰背部、肩部肌肉。

动作要领：本动作主要牵拉背部经筋，对肩部经筋也有拉伸作用。双膝跪地，身体向前伏地，头部向下，臀部向下向后牵拉，使背部形成张力，双手与肩同宽，伸直，努力伸向前方。（如图3-17）

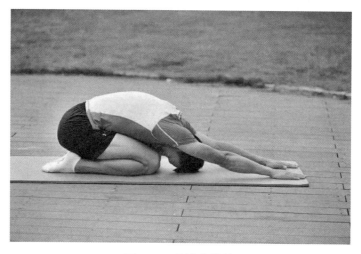

图3-17 腰背部拉伸

第四章　知"根"知"结"

第一节　标本、根结学说

"标本根结"学说是针灸百花园里的奇葩,称得上是旷古绝学。《黄帝内经》说,得之可以无惑于天下。

"标本"与"根结"二者之间既有相通之处,又有不一样的地方。首先,根据"标本根结"的循行特点,经脉就好比一棵大树,而四肢末端就是这棵大树的根,所以叫十二经脉之"根"、之"本";既然四肢为"根"、为"本"。那么头面、躯干就是树之梢,称之为十二经脉之"结"、之"标"。

其中,"根"是经气在四肢循行汇合的根源,"根"部的穴位位于四肢末端的井穴;

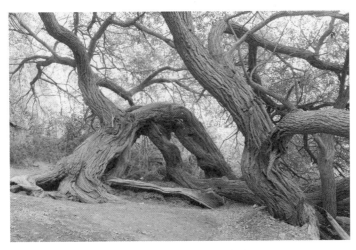

图4-1　经脉犹如一棵大树

147

"结"是经脉在头面、躯干循行流注的归结,其穴位多位于头面、胸、腹部。而"标本"则强调经气的集中与扩散,经气汇集之所为"本",其穴位位于四肢肘膝关节以下,位置有高有低。经气扩散的区域为"标","标"部穴位多位于头面部及胸、背部。

"标本根结"学说以此为基础来阐述经脉循行两极之间的关系,使经气上下相贯、内外相应。既重视经络的循行,又不为经络的循行路线所局限,同时也为气血升降聚散提供了理论基础。

第二节 标 本 解

标和本代表着事物的主次关系,是一个相对概念,"本"有根本之意,而"标"是相对于本而言,为枝节、为末梢。

标本的原意其实很简单,就是一棵树的树根和树梢。《说文解字》里说:标,木杪(杪,树枝的细梢。)末也。又说:本,木下曰本。木下是什么呢?很显然,是树根。如果将人体比作一棵大树,那么人的四肢末端就是树的根、是本;人的头部、躯干则是这棵树的树梢、是标。只要从文字的源头上理解,我们就可以知道标本的原意是什么了。

就疾病而言,引起疾病的病因是本,而反应于外的症状是标;在中医运气学中,有标气和本气之分;在经络学说中,经络在四肢者为本,而头面、躯干者为标。人体的经络就如同一条纵贯线,联系着标和本两端。

标本学说最早记载在《黄帝内经》当中,在《素问·标本病传论》中,岐伯对曰:"知标本者,万举万当,不知标本,是谓妄行。"在《灵枢·卫气》中黄帝有过一段长篇大论,其中,最后一句话是:"……能知六经标本者,可以无惑于天下"。可见黄帝和岐伯君臣对标本的推崇到了无以复加的程度。岐伯惊讶于黄帝的博学,及其对经脉深邃的见解,也不敢有所私。说:"博哉圣帝之论!臣请尽意详言之。"于是岐伯向黄帝"尽意详言",将标本之学公之于天下:

足太阳之本在跟以上五寸中(跗阳穴附近),标在两络命门(睛明穴)。命门者,目也。

足少阳之本在窍阴之间(足窍阴穴),标在窗笼之前(听宫穴)。窗笼者,耳也。

足少阴之本在内踝下上三寸中(交信穴),标在背腧(肾俞穴)与舌下两脉也

（廉泉穴）。

足厥阴之本在行间上五寸所（中封穴），标在背腧也（肝俞穴）。

足阳明之本在厉兑（厉兑穴），标在人迎颊挟颃颡也（人迎穴附近）。

足太阴之本在中封前上四寸之中（三阴交穴），标在背腧与舌本也（脾俞穴、廉泉穴）。

手太阳之本在外踝之后（养老穴），标在命门之上一寸也（攒竹穴）。

手少阳之本在小指次指之间上二寸（中渚穴），标在耳后上角下外眦也（角孙穴、丝竹空穴）。

手阳明之本在肘骨中上至别阳（曲池），标在颜下合钳上也（头维穴）。

手太阴之本在寸口之中（太渊穴），标在腋内动也（中府穴）。

手少阴之本在锐骨之端（神门穴），标在背腧也（心俞穴）。

手心主之本在掌后两筋之间二寸处（内关穴），标在腋下三寸（天池穴）。

我在上学的时候对于标本理论也并未留心，直到最近几年，临证越来越多，感觉知识越来越不够用，随着阅读的深入，也愈加觉得标本理论，包括根结、气街、四海之学在针灸学体系中的重要性。虽然很多书都只是一笔带过，但不妨碍这些学说作为经典的价值，有必要专门去做一番探讨。

纵观本部的穴位，除曲池位于上肢肘部外，厉兑、足窍阴为井穴，位于下肢末端，其余诸穴多位于腕踝关节附近，均属于是四肢末端，所以说，四肢末端乃是经气生发之地。

再来看看标部，睛明、听宫、廉泉、攒竹、丝竹空、头维、人迎、位于头面部及颈部；肾俞、肝俞、脾俞、心俞是背部背俞穴；中府、天池位于胸前。也就是说，标部穴位主要位于胸、背部及头面部。所以，胸背、头面部乃是经气流注的终末部位。

如果本穴是内容，标穴就是形势。一棵树，它的枝叶繁茂，果实丰满，那我们就知道这棵树一定根深蒂固、土壤肥沃；同样是一棵树，如果树冠长久不能接受阳光雨露的滋润照射，可以想见，它的枝叶一定不会茂盛，果实也不会太多，日久则必然影响树根，以至于枯萎。所以，标和本之间，就像阴和阳的两端，只有阴阳互抱互根，互相滋生，人体才能健康。同理，如果人体出现了疾病，我们也可以从标、本上查找原因，解决问题。

标本取穴的原则

《素问·标本病传论》中岐伯说："凡刺之方，必别阴阳，前后相应，逆从得施，标本相移。故曰：有其在标而求之于标，有其在本而求之于本，有其在本而求之于标，有其在标而求之于本。故治有取标而得者，有取本而得者，有逆取而得者，有从取而得者。"具体在治疗中是从标还是从本，抑或标本同取呢？《素问·标本病传论》中进一步说：

> 先病而后逆者，治其本；先逆而后病者，治其本。
> 先寒而后生病者，治其本；先病而后生寒者，治其本。
> 先热而后生病者，治其本；先热而后生中满者，治其标。
> 先病而后泄者，治其本；先泄而后生他病者，治其本。必且调之，乃治其他病。
> 先病而后先中满者，治其标；先中满而后烦心者，治其本。

这段经文昭示了一个基本原则"治病必求于本"，以及由此衍生的、一直为后世遵循的治疗原则——"急则治其标，缓则治其本"。唯有当疾病出现"中满"的时候"治其标"，何也？"中满"者，中州不能运化，中州不能运化则四维病，这是个大问题，所以，《素问·标本病传论》中又说："夫病传者，心病先心痛，一日而咳；三日胁支痛；五日闭塞不通，身痛体重；三日不已，死。冬夜半，夏日中。""闭塞不通，身痛体重"这是脾病了，"三日不已"那是要死人的，因此，出现中满的时候先治其标。

在临床上，根据以上原则补虚泻实，或"绝而止之"，或"引而起之"。远端取穴与局部取穴相结合，采取上病下取、下病上取、上病上取、下病下取或上下同取，上下同取的治疗方法也就是标本同治，虽治法万端，理唯一贯，只要辨证清楚，头痛未必不可以医头。

我曾经在一本书上看到有人针刺睛明穴治疗腰痛的病历，可谓深谙标本之道，堪称高明，究其理论根源，正是出于《黄帝内经》的标本学说。《标幽赋》中也有"胸满腹痛针内关"句，这句话的理论依据其实就是出自标本学说，上病下取的原则。我在临床上如果遇到胸闷胸痛的患者，一般都会以内关穴为主施针，用泻法，效果很好。

2013年农历大年初一，我和孙指导、谢文骏三人从浦东国际机场起飞参加欧洲五国的田径比赛，第一站是法国，飞机从上海起飞，平常到戴高乐机场大约12小时，那天飞了13小时，到了地面才知道法国当天大雪，飞机降落后，地勤人员正在全力清理积雪，因为没有停机坪，大家只能继续待在飞机上。由于飞行时间长，机舱内空气又不好，很多人都出现了不舒服。当时我正捧着一本书打发时间，就听见飞机上空乘人员广播找人，原来是一名乘客突发心脏不适，急需一名医生帮忙，我因为不是心内科医生，就犹豫了一下，期望飞机上能有心血管方面的专业医生出现。这时广播又呼叫了三四遍,看来出现同行的希望不大,不能再等了,患者的生命攸关,在空姐的引领下我来到患者身边。

患者,男,40多岁,自述胸闷,心慌气短,有压迫感。该患者体态中等,神情焦虑,面色苍白,脉数,苔白腻。这是长时间飞行疲劳,久坐之后腹部气机运行不畅,再加上飞机机舱里空气不流通引起的,是典型的"中满而后烦心"。

根据《黄帝内经》标本理论,"先中满而后烦心者,治其本"的治疗原则,遂取足太阴之本三阴交,其标穴脾俞,及"手心主之本在掌后两筋之间二寸处(内关穴)"。手法过程中,先点按三阴交健脾,脾俞用扯筋法醒脾,最后运用逆推内关法。逆推内关法的操作是先让患者平躺,将衣领打开,以减轻压迫感,撸起患者的袖子露出小臂,为其点按内关十秒钟,用拇指侧锋向心脏的方向平推至肘部,如此反复数次即可。施术前后不过两分钟,患者胸闷心慌大减,脉搏由数脉变缓,情绪也渐趋稳定。

看到患者症状缓解,基本稳定,我准备起身离开,患者拉着我的衣袖坚持不让走,空乘人员也希望我留下来,他们是怕我走后患者再发作。直到舱门打开,患者的状况一直很稳定,临行时患者和空乘人员齐齐鞠躬向我表达谢意,那一刻作为一名医生的自豪感油然而生。

表4-1　十二经标本表

十二经脉	本　　部		标　　部	
	部　位	相应腧穴	部　位	相应腧穴
足太阳	跟以上五寸中	跗阳附近	两络命门(目)	睛明
足少阳	窍阴之间	足窍阴	窗笼之前(耳)	听宫
足阳明	厉兑	厉兑	人迎颊挟颃颡也(头)	人迎附近
足少阴	内踝下上三寸中	交信*复溜*	背腧与舌下两脉也	肾俞廉泉
足厥阴	行间上五寸所	中封*	背腧也	肝俞
足太阴	中封前上四寸之中	三阴交	背腧与舌本也	脾俞廉泉
手太阳	外踝之后	养老	命门之上一寸也(头)	攒竹
手少阳	小指次指之间上二寸	中渚	耳后上角下外眦也(头)	角孙丝竹空
手阳明	肘骨中上至别阳	曲池	颜下合钳耳上也(头)	头维*
手太阴	寸口之中	太渊	腋内动也(胸)	中府
手少阴	锐骨之端	神门	背腧(背)	心俞
手心主	掌后两筋之间二寸处	内关	腋下三寸(胸)	天池

注:穴位后标注*处为存疑。

第三节 根 结 解

说完了标本,我们再聊聊"根结"。

"根结"也叫四根三结,出自《标幽赋》,经气皆根源于四肢之末,故称"四根";结于头面、胸、腹的一定部位,故称"三结"。

在《说文解字》中,"根"是木株的意思,(株,木根也。——《说文解字》)。"结,缔也。"(缔,结不解也。——《说文解字》),有结聚,果实之意。在根结体系中,因为"四根"位于四肢末端,所以,四肢末端为经气生发之地;而头面、胸、腹则为经气终结之所。

岐伯先师在《灵枢·根结第五》开篇便说:"……奇邪离经,不可胜数,不知根结,五脏六腑,折关败枢开阖而走,阴阳大失,不可复取。九针之玄,要在终始,故能知终始,一言而毕,不知终始,针道咸绝。"岐伯将根结、五脏六腑、开阖枢、针道相提并论。阴阳更易,奇邪离经,不可胜数,然病机虽繁,要在知根结。五脏六腑不病的关键是开阖枢正常,不知根结,则五脏六腑病,机关败,枢机折,开阖失常,则"阴阳大失",是事关生死之事。而九针之玄奥也在于根结,明了根结一言而毕,不知根结,针道也就失传了。

除了根结,《灵枢·根结第五》的开阖枢理论对后世影响同样深刻,医圣张仲景根据开阖枢理论总结六经病的特点,写成《伤寒杂病论》,成就了他万世医宗的地位。《伤寒论》是以药物治疗为主,很少论及针灸。而《灵枢·根结第五》重点探讨的是根结、五脏六腑、开阖枢与针灸之间的关系,岐伯先师甚至将其提升到了"针道"这个层面。

一、根结的部位、名称

太阳根于至阴,结于命门(睛明穴),命门者,目也;

阳明根于厉兑,结于颡大(头维穴),颡大者,钳耳也;

少阳根于窍阴,结于窗笼(听会穴),窗笼者,耳中也;

……

太阴根于隐白,结于太仓(中脘穴);

少阴根于涌泉,结于廉泉(廉泉穴);

厥阴根于大敦,结于玉英,络于膻中(玉堂穴)

二、开阖枢、病候、症状和治疗

1. 太阳为开,阳明为阖,少阳为枢

故开折则肉节渎而暴病起矣,故暴病者,取之太阳,视有余不足。渎者,皮肉宛膲而弱也。

阖折则气无所止息而痿疾起,故痿疾者,取之阳明,视有余不足。无所止息者,真气稽留,邪气居之也。

枢折即骨繇而不安于地。故骨繇者,取之少阳,视有余不足。骨繇者,节缓而不收也。所谓骨繇者,摇故也。当穷其本也。

2. 太阴为开,厥阴为阖,少阴为枢

故开折则仓廪无所输膈洞。膈洞者,取之大阴,视有余不足,故开折者,气不足而生病也。

阖折即气绝而喜悲。悲者,取之厥阴,视有余不足。

枢折则脉有所结而不通。不通者,取之少阴,视有余不足。有结者,皆取之不足。

上面一段文中,有很多自注的部分,如"渎者,皮肉宛膲而弱也""无所止息者,真气稽留,邪气居之也"。这在《黄帝内经》中是很难得的,岐伯先师还不惜浪费这许多笔墨,苦口婆心的启发,提示我们开阖枢的重要,"当穷其本也"。

在《灵枢·根结第五》篇中,因为只介绍了足六经的根结部位,后世有人认为应该还有手六经的根结部位。当然,也有人以《伤寒论》六经辨证为例,认为足六经统手六经,而无须再设手六经根结,文中并无脱简。这一争议,颇有点像"十二原穴"的争辩。因为读书本来就会产生联想,或者叫推理,这是正常的事。因为有了个人的主观色彩,所以,想象可能是合理的,也可能是不合理的。取舍之间,由于个人站的角度不同,完全可以得出不同的结果。

根结学说和《伤寒论》同根不同枝,均源自《灵枢·根结第五》,个人认为足六经统手六经之说较为妥帖。正如清代大医黄元御在《伤寒悬解》中说:《伤寒》六经,皆言足经而不言手经,以足经周遍于身,其部大,手经只行两手,其部小。其实两经同气,病则皆病,主其大者,以概小者,非足病而手安也。

与标本理论不同,根结中的根穴至阴、厉兑、窍阴、大敦、涌泉、隐白均是由井穴组成,相比较标本中的本穴大多位于腕踝关节附近而言,似乎更接近根部。而井穴在临床治疗中的重要作用,我在介绍五输穴的部分已经做了很多的阐述,井穴对于闭证、热证、实证等危急重症都有很好的治疗效果,可以参看"五腧穴的作用·井穴在临床上的应用方法"。

临床辨证根据开阖枢理论及病候,有余者泻之,不足者补之。实际治疗中,根据辨证结果,可以采取上病取下、下病取上、上病上取、下病下取和上下同取的治疗方法。无论采取什么样的方法,关键是知根结,守枢机。

2008年夏天,有一位体态臃肿的中年妇女,肩颈部不舒,头目胀痛10余日,经人介绍来找我看病。经过检查,我认为是颈椎病引起头目胀痛,采取针灸治疗为主。治疗后,患者肩颈部感觉好了很多,但头目仍然不舒服,如有物蒙。第二天患者又来找我,想吃中药调理一下,看看会不会好一些。经过脉诊,我发现患者右关部脉实。所谓:胃脉实,气有余则胀。当时正值长夏,湿热甚重,且其人体胖,胖人多湿,湿热之邪随有余邪气向上蒸腾,故而头目胀痛,视物不清。

这下问题清楚了,改变治疗思路,根据"根结"理论,从足阳明经入手治疗,选取厉兑穴和头维穴。于是,我告诉患者,不用吃药,针刺放血配合刮痧便可。"实则泻之",厉兑和头维穴放血以泻阳明脉气之实,血变为止。头部及肩颈背俞部刮痧以祛除患者湿热郁蒸之气,刮痧有清理痰湿郁滞的作用,我经常用,效果不错。术后,患者顿觉清爽,笑逐颜开。告诉我说:"很久没有这种感觉了,好像是拨开云雾见到了太阳一样。"

表4-2 经脉根结表

经　名	根部、穴位	结　部	穴　位
太阳	至阴	结于命门,命门者,目也	睛明
阳明	厉兑	结于颡大,颡大者,钳耳也	头维
少阳	足窍阴	结于窗笼,窗笼者,耳中也	听会
太阴	隐白	结于太仓	中脘
少阴	涌泉	结于廉泉	廉泉
厥阴	大敦	结于玉英,络于膻中	玉堂

注:玉英别名玉堂。

"根"与"本","标"与"结"在位置上相近,临床上意义也相似。其中,"根"与"本"部位在下,位于四肢末端,是经气生发之地;"结"与"标"部位在上,是经气结聚之所,为经气之所归结。根结与标本既依附于经络循行,而又不为经络循行所局限,进一步说明经络的循行与经气的弥散作用,表现出经络功能的多样性,是经络系统的补充,且使之更加完备,也为我们临床诊疗提供了更多可参考的空间。

在临床上,以四肢为经气之根、之本的标本、根结理论,强调了四末在经络系统和针灸临床中的重要性。这一点在五输穴等特定穴中也有体现,很多特定穴都是位于肘膝关节以下的四肢末端,所以,针刺本部、根部穴位,可以激发经气。同时,标结与根本在方位上的上下对应关系,向我们强调了四肢与躯干的密切联系,为临床"上病下取""下病上取"等提供了理论依据。所以,窦汉卿在《标幽赋》中说:更穷四根三结,依标本而刺无不痊。

透彻医理,见病知源,最后在治疗上有的放矢。我经常跟我的同事说:我们要多读经典,不要因为你在临床上治疗没效果就轻易否定经典,认为经典已经过时,认为古方不能治今病。中国人就是靠着这本《黄帝内经》,在两千多年的历史长河中,繁衍生息,孕育出灿烂的东方文明。我们要经常反思,问问自己读过几本医书,尤其是经典医书。把品读经典作为每日的必修课,临床上以经典为圭臬,信受奉行。因为,老祖先早就告诫我们说:"言不中者,未得其术也!"

第五章　气街、四海学说

第一节　气　街　解

气街者，顾名思义就是经脉之气，也就是经气循行的道路，《灵枢·动输第六十二》曰："四街者，气之径路也。""街"字在《说文解字》里是这样解释的："街者，四通道也"，气街就是四面通达，东南西北或者说上下左右四面通达的道路。是不是很形象？这就是中医的取类比象，中国文字的趣味性由此可见一斑。

气街主要存在于胸、腹、头、胫这四个部位，所以，《灵枢·卫气第五十二》中说："胸气有街，腹气有街，头气有街，胫气有街。故气在头者，止之于脑。气在胸者，止之膺与背腧。气在腹者，止之背腧与冲脉于脐左右之动脉者。气在胫者，止之于气街与承山、踝上以下。"

气街在头部，其气终于脑部的百会穴。在生理上，脑为髓海，是元神之府，十二经脉气血"皆上注于面而走空窍"，地理位置非常重要，所以脑为头气之街。百会穴乃是百脉之巅，是头部核心、脑气街的司令部。

气在胸部，其气终于胸部两膺与背部的肺俞穴。胸乃募穴所在，背是俞穴所居，凡五脏六腑之疾皆可以反映在俞募穴之上，五脏六腑之疾亦皆可以于俞募穴进行治疗，俞募穴可谓是五脏六腑之气的集散地。肺主气司呼吸，又肺为华盖而朝百脉，所以膺与背腧是胸气之街，聚于肺俞穴。

气在腹部，其气终于背部的脾俞与冲脉，以及肚脐左右动脉的肓俞、天枢等穴。"腹气之街"位于腹部，腹部乃中州之所在，脾脏居于中州，为中州之主，运化四轮而舍于脾俞。冲脉居于要冲之地，上渗诸阳，下渗诸阴。《灵枢·逆顺肥瘦》中说："夫冲脉者，五脏六腑之海也，五脏六腑皆禀焉。其上者，出于颃颡，渗诸阳……；其下者，……

渗三阴，……。"肓俞与天枢二穴位于脐左右两侧，其下是腹壁下动脉，于天地交合之际，是升清降浊的枢纽，沟通人体气机的升降浮沉，故而同为腹气之街。

气街在胫部，其气终于气街与承山二穴，以及足踝部上下处。胫气有街位于胫部，气街穴，又名气冲穴，位于脐下五寸，前正中线旁开两寸。气冲穴是足阳明胃经与冲脉的交会穴，冲脉的起点，为腹部经气之冲要，故气街又名气冲。承山穴又名肉柱，乃是膀胱经之要穴，临床上常见的静脉曲张多盘结于此，是典型的交通堵塞，胫气之街不畅也。

从整体来看，气街的分布从头顶到脚上，从前胸到后背，既有上又有下；既有前又有后；同时还包括了左、右，组成了一个立体的经气交通网络。而分布在气街上的各个穴位是治理这四条街道的密钥。

因为，"此四街者，乃胸腹头胫所聚所行的道路"，是头、颈、胸、腹经气的交通和集散之地，所以，头、颈、胸、腹这四个区域也是梳理经气、调节聚散的关键所在，为局部取穴、俞募配穴提供了理论上的依据。

在临床上如果遇气机郁阻于头部引起的头痛、眩晕之症，可选取头气之街。《灵枢·海论》曰："脑为髓之海，其输上在于其盖，下在风府。"所以选穴可针百会、风府。气机郁滞于胸腹部的，如咳嗽、哮喘、胸痛胸闷可针胸气之街，针肺募中府穴、背部肺俞穴。脘腹痞闷不舒，腹胀满，可针腹气之街，如中脘、脾俞、胃俞；腹泻或便秘针天枢穴，可以双向调节，疏通上下。下肢有疾，气机不畅则针气冲、承山等。

2019年12月，我门诊接待一位患者，本来是找我看腰痛的，预约了几次都没挂到号，半个月前好不容易挂了一个加号，临诊前一天却伤风感冒了，原因是晚上洗澡后没有吹干头发就出去遛狗引起的。鼻塞，眼睛干涩，伴头微痛。患者有点纠结，问我感冒期间能扎针吗？我说：可以，不但感冒期间能扎针，我还能扎针治感冒。通过触诊检查在患者右肺俞穴处摸到一个筋包隆起，压痛明显，按压时患者自觉筋包处有异样感。快针用泻法，几秒钟后自觉针下一松，知道已经奏效，随即出针，再按压已经痛感全消，患者顿觉轻松，眼睛干涩、鼻塞，头疼的症状瞬间消失，连呼神奇！

2006年的一天，朋友请我到他家里喝茶，朋友的母亲也认识我。那天她正在为头痛苦恼，头胀得像炸开似的，只想敲两下才舒服。见我来了，她就提出让我帮忙看看。我见患者并没有其他不适，只是疲劳、睡眠不足引起的。于是我取出随身携带的针，在她的百会穴上扎了一针。等我喝好茶再去拔针时，患者头痛已经好了。

四街的穴位是位于街中心的核心点，更是疏导交通的关键点，但不是唯一点。四街，四通道上各有疏通点，在四通道之外另有紧急疏通点，如果大家有兴趣亦可以据此查证一番。

第二节 四 海 解

街道属土,有了土就要有水,这是古人的思维习惯,所以有气街就有四海。"四海"的"海"字,《说文解字》说:天池也。以纳百川者《书·禹贡》中又说:环九州为四海。此乃天之四海,人亦有四海。所以,黄帝问于岐伯曰:"夫十二经脉者,内属于腑脏,外络于肢节,夫子乃合之于四海乎?"岐伯说:"人亦有四海、十二经水。经水者,皆注于海。海有东西南北,命曰四海。"天之四海纳百川,人之四海以纳十二经脉之水,十二经脉之水就像十二条大河,最终汇入四海之内。在《灵枢·海论》中,黄帝问曰:"以人应之奈何?"岐伯曰:"人有髓海,有血海,有气海,有水谷之海,凡此四者,以应四海也。"在人体,四海是气、血、髓及水谷精微物质汇聚之所,气海、血海、髓海和水谷之海的总称。

《灵枢·官能》曰:"用针之理,必知形气之所在,左右上下,阴阳表里,……上下气门,明通于四海,审其所在。"明通四海关乎用针之理,所以,在《灵枢·海论》中,黄帝问岐伯说:"定之奈何?"黄帝希望知道"四海"具体的定位,所以,在这里用了"定"字。于是岐伯为"四海"划定了一个大大的区域,岐伯说:"胃者水谷之海,其输上在气街,下至三里;冲脉者为十二经之海,其输上在于大杼,下出于巨虚之上下廉;膻中者为气之海,其输上在于骨柱之上下,前在于人迎;脑为髓之海,其输上在于其盖,下在风府。"范围涵盖了上下左右,前后表里。"四海"这么大的区域,这符合常理吗?答案是肯定的。我们知道,自然界有四大洋,太平洋、大西洋、印度洋、北冰洋,海洋面积占地球总面积的71%,而在生理学上体液占体重的70%左右,刚出生的宝宝甚至可以达到80%,这说明什么?天人相应。

黄帝曰:凡此四海者,何利?何害?何生?何败?黄帝的问题很全面,他问岐伯:人身四海在什么状态下有利?什么状态下有害?什么状态下生机旺盛?什么状态下生机衰败?岐伯的回答很笼统,他说:得顺着生,得逆者败,知调者利,不知调者害。这句话的意思很明白,顺应人体生理规律的会生机旺盛,违背人体生理规律的会生机衰败,明白人体生理规律而知道调养的有利于身体,反之,不懂人体生理规律不知道调养的对身体不利。

欲知利害生败,需晓气、血、髓、水谷精微的生理病理状态。黄帝显然还没得到满意的答案,又进一步问:"四海之逆顺奈何"?岐伯曰:水谷之海,有余则腹满,水谷之海不足则饥,不受谷食。在生理上"胃为水谷之海",主受纳水谷,饮食物进入到人体，首先到胃，所以说"胃为水谷之海"，又说"胃为五脏六腑之海"。同时，脾胃相表里，位居中土，乃为后天之本，是人体气机升降之枢，在生理上互因，在病理上互果。生理功能上，脾主升清，而胃主降浊。五脏六腑皆禀气于胃，胃受纳食物之后，再通过胃气的磨化与腐熟，使之变为水谷精微的物质，再通过脾的升清作用，将水谷精微物质输送到全身，并通过心肺化生气血，营养全身。所以，水谷之海也是后天之本。

在病理上，脾胃一伤，百病乃生。如果胃病或脾病，不但会出现脘腹胀闷不舒、纳呆等胃失和降的症状，而且脾的升举作用可以维持脏腑的相对恒定，脾虚可能出现腹泻、脱肛等脾气不升之证。脾胃病久则全身气机升降失常，影响水谷的摄入和气血津液等营养的生成，生化乏源可以导致全身多脏腑的衰败，甚者不治。所以在临床上，我们经常以胃气的虚弱与否来判断病情的轻重，以及生死。正所谓：得胃气者生，失胃气者亡。或者说：得谷者昌，失谷者亡。有余则腹满；不足则饥不受谷食。

四海之中，气血由水谷精微所化生，为后天。其中，宗气由水谷精微之气与自然界的清气结合而成，积于胸中（膻中），所以膻中是为气之海，为后天之气。贯心肺而行呼吸，关乎一身之气的盛衰。在《灵枢·五味第五十六》中，伯高说："谷始入于胃，其精微者，先出于胃之两焦以溉五脏，别出两行，营卫之道，其大气之抟而不行者，积于胸中，命曰'气海'"。

气海有余邪气胜则胸中气满、呼吸急促，胸中气满阻塞气机升降，气机升降失常，故面色赤红。气海不足，就会出现气短无力，声低。所以说："气海有余者，气满胸中，悗息面赤；气海不足，则气少不足以言"。

血海指冲脉，又称十二经脉之海。《素问·上古天真论》王冰注说："冲为血海"。而血液的生成，除了先天肾精的作用，还与后天密切相关，尤其是后天脾胃运化的水谷精微是化生血液的重要物质基础。

如果血海有余，血海充盛，会自觉身形膨胀满大，郁闷不舒却不知是什么病。若是血海不足则常自觉身形矮小，茫然不知所患何病。你看很多年轻人，尤其是运动员，经常锻炼的人，走路都是昂首挺胸，雄赳赳气昂昂的，不仅气血充盛，往往人也冲动易怒；反之，有些体质比较差的人，一天到晚没精打采、有气无力，更别说昂首挺胸了，怎么能不显得"身小"呢？这就是所谓的"血海有余则常想其身大，怫然不知其所病；血海不足，亦常想身小，狭然不知其所病"。

肾主骨生髓为先天，《类经》卷九注曰："凡骨之有髓，惟脑为最巨，故诸髓皆属于脑，而脑为髓之海。"髓海是神气的本源，人体生命活动的主宰。

肾虚髓亏精衰,阴精不能濡润空窍导致耳鸣,脑空,不知人。精衰气怯、髓海空虚不荣于目则目眩眼花,目无所见。肾精衰疲,髓空无力则懈怠嗜卧。若髓海充足则其人精力充沛、其身轻健有力。

说《海论》写得好,是因为它很完备。不仅有部位,还有病候和治疗。尤其对"四海"的病候,可以说进行了高度的概括和提炼,简明扼要。

"四海"的病候和治疗

1. 四海的病候

气海:有余——气满胸中,悗息面赤;

不足——气少不足以言。

血海:有余——常想其身大,怫然不知其所病;

不足——常想其身小,狭然不知其所病。

水谷之海:有余——腹满;

不足——饥不受谷食。

髓海:有余——轻劲多力,自过其度;

不足——则脑转耳鸣,胫酸眩冒,目无所见,懈怠安卧。

2. 四海的治疗

大禹治水重在疏理,凿龙门通九河引洪水入海。"四海"的治疗一如禹圣治水之法,重在疏理,原则是"审守其输,调其虚实",有余泻之,不足补之,在这里,"输"就是五输穴中的输穴,可以说,输穴是治理四海的金钥匙。《黄帝内经》再一次让我们领略了五输穴理论在临床应用范围的广泛。为什么说这个"输"是五输穴中的输穴呢?根据《灵枢·海论》本篇第二段,岐伯说:"必先明知阴阳表里荥输所在,四海定矣。"与"审守其输"这段正好前后呼应。也就是说,"四海"之病不论是诊断还是治疗,只要找到了输穴,或者荥穴,补虚泻实,错不了。

但是,这里面有一个问题,就是这四海分别有对应的经络吗?如果没有何来治其输?如果有,又分别是那条经呢?我认为有,但是相对应的,而非固定。比如血海分布区域大,涉及十二经脉,为十二经脉之海,所以,血海的治理有其特殊性,凡十二经蓄泄皆可依经脉分布、经脉虚实一并考虑。其中脾统血、肝藏血、心主血的生理功能尤其重要,其输在太白、太冲、神门三穴。胃为水谷之海,脾胃相表里,胃病则脾亦病,脾胃病则腹满或饥不受谷食,其输在陷谷和太白,气海调于肺经。肺主气司呼吸,肺气有余气满胸中,悗息面赤;不足则气少不足以言,其输在太渊。

髓海,它对应的是足少阴肾经,因为肾主骨而生髓,肾气有余则其人轻健多力;肾气不足则其人脑转耳鸣胫酸眩冒,目无所见,懈怠安卧,其输在太溪。太溪穴也是肾经的原穴,能够激发和调动身体的原动力,是足诊三脉"决生死,处百病"三大独特要穴之一。针灸泰斗张士杰先生善用太溪穴治疗疾病,人称"张太溪"。张老认为病变多端,纷繁错杂,常涉及多脏器,多经络,若逐一取穴,面面俱到,往往捉襟见肘,顾此失彼,不但难以取得理想的疗效,还会给患者带来不必要的痛苦。因悟"人的肾脏中藏有元阴和元阳,是生长发育的根本,五脏六腑、四肢百骸皆根于肾,肾之既病,百病皆生"之理,结合自己的临床经验,以"太溪"为突破点,经过反复实践,终于取得了满意的疗效。用太溪穴或佐以少数其他穴位,治疗失眠、神经性厌食、三叉神经痛、类风湿性关节炎、偏头痛、面肌痉挛、膈肌痉挛、痛风、甲状腺功能亢进、支气管哮喘、神经性耳聋等近百种疾病。以一穴而统百病,可谓大格局、大气象! 我常用此穴配合天枢穴(左)、百会治疗眩晕,效果不错。

除了"荥输"穴,四海还自带闸门,比如《灵枢·海论》中提到的几个穴位,气街、足三里、大杼、风府等,这也是调理四海的枢机所在。岐伯曰:"胃者水谷之海,其输上在气街,下至三里;冲脉者为十二经之海,其输上在于大杼,下出于巨虚之上下廉;膻中者为气之海,其输上在于骨柱之上下,前在于人迎;脑为髓之海,其输上在于其盖,下在风府。"水谷之海在上为气冲穴,在下为足三里穴;血海在上为大杼穴,在下为上巨虚和下巨虚;气海在上部为天柱骨上的痖门穴和天柱骨下的大椎穴,在前面的有人迎穴;髓海在上部脑盖中央的百会穴,在下为风府穴。

现代人用大椎、人迎治乳腺增生类疾病正是根据四海理论。本病属中医"乳癖"的范畴。其病名最早见于华佗的《中藏经》,《诸病源候论》称之为"乳中结核",乳腺位于胸部,中医认为本病多是气机郁滞、气滞痰凝所致,正是属于气海管辖的区域,"膻中者为气之海,其输上出于柱骨之上下,前在于人迎。"此处膻中是胸部,柱骨之上下就是指大椎穴。所以针刺大椎、人迎就可以治疗胸部的病症。位于大椎旁的定喘穴可以治疗肺病喘咳,也是源于通调气海的作用。

其实古代的穴位定位没有像现代这么精准,取效的关键是师门传授的心法,有心人不妨在诊断相应疾病过程中对这几个穴位多加留心,比如大椎穴,不必拘泥于第七颈椎棘突下凹陷中,按而应手才是找穴原则,找准穴位再根据辨证结果,或补虚或泻实的施术,效果一定不错。

《黄帝内经》关于"四海"的论述,可谓是层层深入,循循善诱,这在那个惜字如金的时代是很难能可贵的。

表5-1 四海表

四海	部 位	有 余	不 足	治疗
水谷之海	其输上在气街,下至三里	腹满	饥不受谷食	审守其输调其虚实
气海	其输上于骨柱之上下,前在于人迎	气满胸中,悗息面赤	气少不足以言	
血海	其输上于大杼,下出于巨虚之上下廉	常想其身大,怫然不知其所病	常想其身小,狭然不知其所病	
髓海	其输上于其盖,下在风府	轻劲多力,自过其度	则脑转耳鸣胫酸眩冒,目无所见,懈怠安卧	

当写完四海、气街解和标本、根结解之后,我们将四者联系在一起,可以发现,四海、气街与标本、根结理论的出现是在中医整体思维的前提下,从不同层次,不同角度论述人体经络气血的生理、病理关系,脱胎于经络而又不拘泥于经络,构成了一个立体的、交叉的交通网络,加强了人体脏腑、经络与气血之间的联系,具有提纲挈领的作用,是中医经络学说的精华,是祖先智慧的结晶。当我们带着虔诚的心,学会用整体的眼光来学习经典,体悟经典,一种勃勃的生机就扑面而来;一种久远的带着泥土芳香的气息让每一个真心爱它的人陶醉和喜悦! 这就是经典的魅力。

第六章　杂　说

第一节　咽 喉 要 道

《老子》曰:"人法地,地法天,天法道,道法自然。"老子的这一思想也是中医思维模式的核心所在,可以说是老子这一思想的伟大践行者,中医正是靠着这一思想穿越千年的历史长河而亘古弥香。

《荀子·强国》云"其固塞险,形势便,山林川谷美,天材之利多,是形胜也。"自古形胜险要之处为兵家必争之地,称为咽喉要道。在人体,颈项部可谓是形胜险要之地。从"地理"位置上看,肩颈部正好是葫芦形人体的细腰部,是沟通上下、"南北通衢"的必经之地。

生理解剖上有颈动脉、淋巴、脊髓、气管、食道等重要组织器官由此经过。饮食入胃要经过此地,是水谷之道;呼吸吐纳要经过此地,是呼吸之门;发声达意要经过此地,是语言之窗。清气由此而升,浊气由此而降。经络系统有足阳明胃经、足少阳胆经、足太阳膀胱经足三阳经;手阳明大肠经、手少阳三焦经、手太阳小肠经手三阳经;足太阴脾经、足厥阴肝经、足少阴肾经足三阴经;以及手少阴心经、任督二脉,共计12条经脉在颈项部通过,与颈项部直接或间接相关联,有30多个穴位在颈项部及其附近驻扎。

其中任督二脉分别行于颈前正中线和项后正中线。手阳明大肠经行于颈部两侧及后方,"上出于柱骨之会上,下入缺盆……其支者,从缺盆上颈";足阳明胃经行于颈部两侧,"其支者,从大迎前下人迎,循喉咙,入缺盆";足太阴脾经行于咽部两旁,"上膈,夹咽,连舌本,散舌下";手少阴心经夹咽上行,"其支者,从心系上夹咽,系目系";手太阳小肠经行于颈部两侧及后方,"其支者,从缺盆,循颈,上颊";足太阳膀胱经行于项后两侧，"其直者，从巅入络脑，还出别下项"；足少阴肾经沿喉咙而上，"其直者……，循喉咙，夹舌本"；手少阳三焦经行于颈侧后方，"其支者，从膻中上出缺盆，上项，系耳后直上"；足少阳胆经行于颈侧后方，"下耳后，循颈行手少阳之前，……下颊车，下颈和缺盆"；足厥阴肝经循喉咙之后向上，"循喉咙之后，上入颃颡"。

肩颈部既有咽喉、颈动脉等重要组织器官、也是人身大穴之所在。大穴如同雄关险隘，在最关键的地方保卫着人体的健康，如人迎穴、大椎、风池、风府等都是颈项部的大穴，所谓：一夫荷戟，万夫趑趄。临床上如果选穴精当，可以牵一发而动全身，有多米诺骨牌效应。

一、通督第一关——铁门关

道家修真打通任督二脉的第一阶段就是要通三关，即尾闾、夹脊、玉枕三关。其中玉枕关位于枕下项上发际之中，乃是真元入脑之处，是三关中的上关。内丹修炼中称过玉枕关须用"牛车"，意谓非牛之力过不去，说玉枕穴为通督第一关是因为这一关是三关之中最难通的一关，所以又叫"铁门关"。

玉枕穴属于足太阳膀胱经，位于后发际正中直上2.5寸，旁开1.3寸，约平枕外粗隆上缘的凹陷处，有枕肌、枕动脉、枕静脉，以及枕大神经分支。玉枕穴不仅是修真的铁门关，同时也是风寒易侵之地，气血易淤堵之所，经筋易疲之处，穴处头颈交汇之地，所以这个穴位最大的功效是升清降浊，可用于治疗头项强痛，头晕眼花、视物不清以及鼻塞等。

临床上，如果患者觉得头晕眼花或者鼻塞，就可以检查患者的玉枕穴，大多数患者都可以在玉枕穴这个位置摸到有僵硬滞涩感，甚至是隆起的状态。尤其是长时间看手机、用电脑、长时间开车或者运动后出汗吹凉风着凉的人，这个位置特别容易淤堵。需要注意的是，这里所谓的头部不舒服，不是以头疼为主，多是头昏脑胀，头部浑浆浆的不清爽。相同的，如果碰到颈椎不好的患者，检查发现玉枕穴这个位置有这种淤堵的感觉，基本也可以断定患者经常有头昏脑胀、视物模糊或鼻塞等症状。这都是典型的清阳不升、浊气不降的状态。这个时候只要按揉玉枕穴，患者马上就可以感觉到神清目爽鼻窍通。

按玉枕穴有两个关键点要知道，一是按摩手法的轻重要以患者能耐受为度，不能太重，在放松的状态下效果最好，最好的手法是"润物细无声"；二是按摩的时候患者的头微向后仰45度为宜，施术者一只手按摩，另一只手扶住患者的前额，这样有利于患者颈部放松。

二、"风窝子"——风池

和足三里一样，几乎学过中医的人都知道风池穴这个穴位，患颈椎病的人里边，十之七八这个穴位都有问题，所以，在临床上，这个穴位几乎是治疗颈椎病的必选穴。

顾名思义，风池穴就是风邪蓄积之所，位于胸锁乳突肌的上端后缘，在胸锁乳突肌与斜方肌上端附着部之间的凹陷中，用东北话说，这里正好是一个"风窝子"。

所以，刺激这个穴位就有了祛风通窍、提神醒脑的功效。善于调理头目之疾。对于头晕头痛，眼睛流泪，鼻塞、鼻流清涕等都有很好的疗效。其实风池

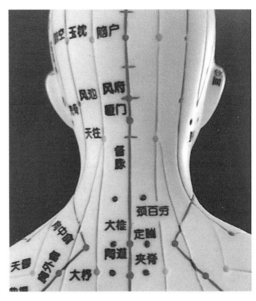

图6-1　风池穴

穴的作用远不止于此，据说有人用风池穴治疗失眠同样疗效显著。（如图6-1）

三、承上启下——大椎穴

大椎穴位于第七颈椎棘突下凹陷中，是督脉大穴，上承头颈，下启躯体，旁通两上肢，所以，大椎穴是承上启下的穴位。王文德先生对大椎穴有过精彩的描述，他说本穴：上清头目、下至腰脊、前达胸膺、横行手臂，为七条阳经之会，督脉总督一身之阳，大椎总督阳中之大阳。

大椎穴是治疗因颈椎病引起的手臂麻木、肩背僵硬不舒的主穴。我跟梁薇老师学习期间，她和我讲过大椎穴的取穴方法，比现行的取穴要深，针感强烈，可直达手臂，但疗效显著，尤其适用于由颈椎病引起的手臂麻木。

人们常说的"富贵包"就是在大椎穴上。在过去，劳动人民在田间劳作都是靠肩挑膀扛，一根扁担担起全家的吃食，长年累月大椎穴的部位就磨出了老茧，大椎穴所在的地方越来越高就形成了"富贵包"，富贵是靠劳动获得的。现在农民干活越来越依靠机械，大大地解放了劳动力，富贵包也就慢慢"转移"到了城市，成了都市人的常见病，尤其女性多发，很多女士夏天都不好意思穿裙子出门，生怕"露富"。

这种都市病最常见的原因是长时间低头造成的，比如使用电脑、低头看手机，或者感受空调冷气造成的督脉阳气不能通达，淤堵堆积于大椎穴所致。在临床上，以大

椎穴为主,配合大杼、肩井、风池及华佗夹脊穴治疗"富贵包",一般一个疗程即可见效。"富贵包"没了,阳气也就通达了,颈椎就舒服了?

四、脖子上的"安全带"

胸锁乳突肌位于颈侧,起于胸骨柄和锁骨胸骨端,止于颞骨乳突。一侧胸锁乳突肌收缩,使头颈向同侧屈,并转向对侧;两侧收缩,肌肉合力作用线在寰枕关节额状轴的后面使头伸,肌肉合力作用线在寰枕关节额状轴的前面使头屈。上固定时,上提胸廓,助吸气。可以说,胸锁乳突肌就像一条安全带牢牢地固定在颈部两侧,保护着颈部的稳定和安全。

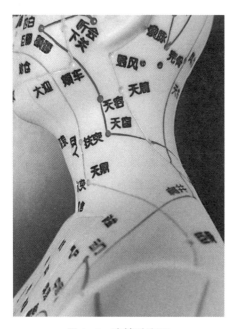

图6-2 胸锁乳突肌

胸锁乳突肌的"地理位置"异常重要,影视剧里楚霸王乌江自刎就是把剑放在这个位置下的手,可见这是关系生死的地方。其下除了颈总动脉,还有丰富的血管、神经和淋巴组织。再看看围绕在胸锁乳突肌两侧的穴位,从上往下环绕胸锁乳突肌一周,依次有完骨、风池、天柱、天牖、天窗、扶突、天鼎、气舍、天突、水突、人迎、天容、翳风。光"天"字辈的穴位就有六个,这些穴位地处要冲之地,可以说个个都不简单。(如图6-2)

五、擎天一柱——天柱穴

天柱穴位于颈后区,平第二颈椎棘突上际,斜方肌外缘凹陷中。有清热安神、通络止痛的功效。《穴名释义》上说:人体以头为天,颈项犹擎天之柱,穴在项部方肌起始部,天柱骨之两旁,故名天柱。

天柱穴属足太阳膀胱经,通络止痛,治疗颈椎病、落枕以及因此引起的肩颈部肌肉僵硬、酸痛、颈项转动不灵等,疗效显著。因其清热安神,也是治疗头晕头痛、视物模糊的主要穴位之一,可缓解因工作压力大、精神紧张引起的焦虑抑郁等。

六、天牖穴

在古代室与堂之间墙壁上的窗子叫"牖",天牖穴在颈侧部,当乳突后下方,平下颌角,胸锁乳突肌后缘。位于天部,属于手少阳三焦经。

天牖穴清利头目,通经活络。清三焦之郁热,祛经络之湿邪。主治头晕头痛、目痛、鼻塞、耳鸣耳聋、喉痹、瘰疬等头面五官之疾及颈项强直、落枕引起的颈项活动不利。

七、打开天窗说亮话——天窗穴

天窗穴,属于手太阳小肠经,别名窗聋穴,在胸锁乳突肌中段后缘,与喉结相平的地方,位于天部,属于通风透气之所。有清热通窍之能,尤其擅长治疗喉中痛,暴喑不能言,耳鸣、耳聋,颈椎病,肩痛引项不得回顾,以及高血压、头疼等症。

八、三足鼎立——天鼎穴

天鼎穴属于手阳明大肠经,在颈外侧,位于胸锁乳突肌胸骨头与锁骨头分歧点的下方,扶突穴下1寸,胸锁乳突肌的特征是一肌三头,似三足鼎立,故名。鼎,三足,最早是古人用来烹煮肉食的器具,也是国家和权力的象征,被视为传国重器。此穴位于天部,故曰"天鼎"。闻弦歌而知雅意,天鼎穴的重要性由此可见一斑。

实际上,天鼎穴的作用也确实不一般。本穴居颈侧而应咽喉,善于理气散结、化痰散瘀、清咽利喉,对于梅核气、瘿气、咽喉肿痛等症。用此穴治疗各种原因引起的痰多、痰稠,尤其是患者自觉咽喉部有痰、呼吸不畅等症,可起到立竿见影的效果,可惜临床上被忽视了。

九、天容穴

天容穴位于下颌角后,胸锁乳突肌前缘陷中,位于天部,属于手太阳小肠经,本穴靠近耳部,善于治疗耳鸣、耳聋。同时,本穴对于治疗咽喉肿痛、颈项强痛等证都有非常好的疗效。

十、天突穴

天突穴属于任脉,位于颈部,当前正中线上,胸骨上窝中央,左右胸锁乳突肌之间。本穴善能宽胸理气祛痰、通利气道。临床多用于肺部疾患,治疗咳嗽、气喘、咽喉肿痛、咽喉炎以及甲状腺肿大、食道炎、瘿病、梅核气等。

险关要隘,必由大将镇守,颈侧的这些天字辈的穴位就是镇守雄关险隘的大将。大家可以留意一下,触诊检查的时候,在这些穴位点或者附近大多有压痛,指下有颗粒状或者条索状的结节,但更多的是一个硬块板结在那里的感觉,就像这些穴位串联板结在一块了,所以这些穴位在临床上有很多共性,而且相互影响,不论是用针还是按摩都有很好的效果。

第二节　二龙戏珠——华佗夹脊穴

夹脊穴的记载最早见于《黄帝内经》,《素问·刺疟》中说:"十二疟者,……又刺项以下侠脊者,必已"。《素问·缪刺论》亦曰:"邪客于足太阳之络,令人拘挛背急,引胁而痛,刺之从项始数脊椎侠脊,疾按之应手如痛,刺之旁三痏,立已。"

东晋葛洪在《肘后备急方·卷二·治卒霍乱诸急方第十二》中说:"华佗治霍乱已死,上屋唤魂,又以诸治皆至,而犹不瘥者,捧患者腹卧之,伸臂对以绳度两头,肘尖头依绳下夹背脊大骨穴中,去脊各一寸,灸之百壮;不治者,可灸肘椎,已试数百人,皆灸毕而起坐,佗以此术传子孙,代代皆秘之。"这是关于华佗运用夹脊穴救人的最早记载,也是华佗夹脊穴的由来。《类经图翼》:"夹脊穴,《肘后》云,此华佗法。"通过葛洪的记载,可知华佗对夹脊穴研究之深,那是可以起死人肉白骨的。难怪以华佗神医之名尚以此术为秘,"传子孙,代代皆秘之",足见此术在他心目中的分量之重。

华佗夹脊穴在背俞穴的内侧,脊柱的两旁,脊柱乃督脉所居,棘突犹如一个个连环相贯的宝珠,华佗夹脊穴恰似两条龙把脊柱夹在中间向上腾起,形成二龙戏珠之势。夹脊穴起始于第一椎,终于第十七椎,也就是我们现代解剖的第一胸椎至第五腰椎。后背脊柱正中线旁开0.5寸,左右各一穴对称分布,共34穴。亦称华佗穴、华佗夹脊、佗脊、脊旁等。

脏气自节间而出,行于肉理脉络之间,《灵枢·背腧》中黄帝问于岐伯曰"愿闻五脏之腧出于背者"。五脏虽居于腹中,而其脉气出于背之足太阳经。夹脊穴和背俞穴一样,是人体除背俞穴外和经络脏腑互相输注的腧穴,脏腑之气输注于背部的地方,内应于脏腑,而脏腑的功能状态又外应于腰背。因为,颈部没有脏腑也没有背俞,所以颈项未入夹脊穴之列。

从夹脊穴的散布方式上看,与脊柱和脊神经密切相关,脊神经和内脏神经从神经根孔出椎管,进入躯体、皮肤和内脏等器官,分别支配人体各种生命活动。而华佗夹脊穴的每个穴位点之下都有脊神经与血管,其穴位点与神经节段关系极为亲密,所以现代也有人称之为"神经根"疗法。针刺夹脊穴不但可影响脊神经后支,还可触及其前支,前支与交感神经相联络,能影响交感神经,从而与脏腑活动相关。

针刺华佗夹脊穴可以激发经气、通经活络,具有调理脏腑气血功能的作用,对许多内脏疾病及疑难病症都有良好的治疗效果。用现代解剖学的说法,就是根据脊柱和神经的关系,通过按摩或者针刺的方法舒解受压迫脊神经,改变神经节段的内环境,解决由此引发的各种疾病症状,故有"华佗夹脊治百病"之说。

临床运用华佗夹脊穴治疗时,选穴定位很重要,因为个体差异穴位也会存在偏差,比如有的人骨节大,有的人骨节小,有的人后背佝偻、侧弯,这些情况都会影响穴位的定位,再比如男人、女人、老年人也会存在差异,所以还是要以摸穴定位为主,"人经不同,求之上下"。以脊中旁开0.5寸为中心,上下左右的地方寻摸穴位,所谓"则欲得而验之,按其处,应在中而痛解,乃其俞也"。

上海举重队主教练吴怀炳先生是我在举重队做队医时的老搭档,吴指导从小练体育,十几岁就开始在体校练举重,青年时期入选国家举重队,多次代表国家参加比赛并取得优异成绩,当时报纸称赞他的比赛状态是"亚洲大力士一声吼"。吴指导身高187厘米,我们一起搭档的时候,吴指导已经45岁的年纪,因为常年锻炼,身材依然匀称健美,是标准的美男子,夏天走在路上回头率极高。不过作为老运动员,那个时代训练方法没有现在这么科学,训练恢复、训练营养也跟不上,留下点伤病在所难免,在钢铁侠一般的外表之下他也不免伤病伴身。

吴指导最主要的问题在脊背,自我感觉整个后背像铁板一样,很紧很沉,后仰受限,各椎体之间都好像上了锁一样僵硬不舒,把整条脊柱牢牢锁住。不仅如此,发病的时候会自觉胃纳差、胸腹胀闷不通伴有呼吸不畅。所以,每过一段时间就要找我调理一下。检查除竖脊肌僵硬外,在两侧华佗夹脊的位置有明显的淤堵现象,华佗夹脊穴胸腰段左侧尤其明显,其下滞涩感,多发筋结,压痛,稍一用力,自觉骨头都要断了。

三焦运化失常,中焦不能运化则腹气不通,清气不能上升,上焦浊气不能下降,故心胸憋闷,呼吸欠畅。而究其根源,病位在脊背华佗夹脊穴,这种情况单纯用药效果不明显,还是要在华佗夹脊穴上下功夫。

治疗主要用针灸松解黏连,疏通经脉,配合手法拨筋、整脊,可起到立竿见影的效果。传统认为本穴应斜刺0.5~1寸,这个说法不完全准确,实际治疗中一般选择直刺和平刺结合,否则效果不明显。进针深度因人而异,1寸左右比较安全,个别背部比较厚、骨节大的患者还可以再深一点,注意进针不能快,同时要体会手下的感觉,以免误伤内脏引发针刺事故,安全第一。

对应参照表

第一胸椎T1:气短、气急、期前收缩、上臂后侧麻痛、手肘凉、痛、手软无力。

第二胸椎T2：气短胸痛、心律失常、冠心病（心绞痛）、肩膀僵硬、上臂后侧麻痛。

第三胸椎T3：肺部、支气管症状、易患感冒。

第四胸椎T4：胸背痛、胸闷、冠心病（心绞痛）、喜叹息。

第五胸椎T5：口苦、低血压、胃痉挛。

第六胸椎T6：胃痛、消化不良、胃痉挛。

第七胸椎T7：胃溃疡症状、消化不良、胃下垂、口臭。

第八胸椎T8：免疫功用低下、肝胆病、糖尿病。

第九胸椎T9：肾功用妨碍、小便白浊、小便不利、过敏证、手脚冰冷。

第十胸椎T10：肾功能障碍、性功能障碍

第十一胸椎T11：肾功能障碍、尿道炎、皮肤病

第十二胸椎T12：下腹疼凉、疲劳综合征、不孕症、风湿、生殖器官外表痛痒。

第一腰椎L1：结肠功能失调、便秘、腹泻、腰痛、下腹痛。

第二腰椎L2：下腹痛、腰酸痛、性功能减退。

第三腰椎L3：膀胱炎、尿少、腰、膝内侧痛无力。

第四腰椎L4：腰痛、坐骨神经痛、尿频尿少、排尿困难、痔疮、腿痛放射至腿肚外侧。

第五腰椎L5：下肢血液循环障碍，下肢怕冷无力，腰腿麻至腿肚后、外侧，月经不调。

第三节　摸　　穴

《针灸学》教材将人体十四经脉三百多穴位用现代方法定位，让穴位的存在更直观，更具象，让经络穴位变得有迹可循，方便了初学者入门学习。这是教学的需要，从初期教育的层面看，尤其在凡事都追求量化指标才是科学的时代，这无疑是成功的。

如果仅仅按着这个定位标准找穴，临床医生的疗效恐怕就不敢恭维了。按图索骥永远找不到宝马良驹。何也？《灵枢·经脉第十》上说："人经不同、求之上下。"穴位之所以称之为气穴，因为穴位是变动不居的，以一定之法而求变动不居的穴位，焉能取效？

古代中医的教学都是师徒相授，不似我们现代这般的批量生产。尤其是针灸、正骨这些技术性很强的科目，很多流派的传承甚至还很隐秘。20世纪90年代，我在北京

跟着宋一同老师学习伤科,彼时老师的声名正隆,身边聚集了很多各门各派的高人,尤其是针伤方面,更是高手云集。老师经常举办一些医学沙龙,邀请全国各地的医生来北京切磋技艺。我近水楼台先得月,在老师的羽翼下有幸见识接触了很多高人。

山东有位老先生叫高学廉,当时70多岁,身体硬朗,待人很是热情,主攻伤科,尤其擅长以针灸治疗各种伤科疾病。但高老先生很保守,一谈到具体技术问题马上就像变了一个人似的。有一次,教我针灸的郝老师故意以言语相激,就是想看看老先生施针的手法。高老先生经不起言语相激,果然"中计",我清楚地记得,当时打赌的穴位是八髎穴,高老先生说:我一针下去针感可以传到脚,能让对方的腿弹起来,而且是一针到位。不信咱们可以当场试验。彼时房间里只有高老先生、老师和我三个人,模特自然是要我来做,在我身上做示范。我趴好之后,老先生先帮我皮肤消毒,顺手拿起一根针,不假思索,也没有用手找穴,对着中髎穴就是一针,这一针下去不得了了,大腿像触电一样瞬间被弹了起来,那感觉至今记忆犹新。像这样的手法看似轻描淡写,其实都是有自家诀窍的,只是老先生不肯轻传而已。

师徒传授的方式灵活多样,讲究因人而异、量体裁衣。师徒相授的缺点是不利于更广泛的传播,优点是保证了流派血统的纯正和心法的传承。师父在传授徒弟的时候,是理论加实践,但更重视实践,一切围绕临床,临床疗效是检验所学的唯一标准。在临床实践中把理论灌输给弟子,使学习更具实效。

就针灸而言,在民间传承中,师父把从自己师父那里学到的心法、经验再手把手地传给徒弟,没有过多的书面语言,没有完全统一的定位找穴标准,取效的关键全靠本门的辨证心法和找穴方法。这些都被视为本门本派的绝招,是秘不外授的。即便再好的朋友,有困难可以帮助你,但这绝招轻易不肯以真面目示人,偶尔露出一两句那已经是了不得了。

其实,窥探这些绝招也有窍门,就是去经典里找答案。《黄帝内经》里早就有关于找穴方法的记载,只要经过一定的训练,做到"手摸心会"并不难。找穴方法更确切地说应该叫摸穴,是个广义的说法,除了摸穴位外,还包括了找经络。为什么要摸穴,根据定位取穴不好吗?穴位之所以又被称为气穴就是它的不确定性。穴位是变动不居的,你不能指定它一定在这个点上。因于此,摸穴便变成了一门技术,摸穴的准确与否是临床取效的关键。这在《黄帝内经》里就有记载,《灵枢·海论》就说:"膻中者,为气之海,其输上在于柱骨之上下,前在于人迎。"这里的"柱骨之上下"就是个大概范围,这倒不是因为黄帝时代的定位方法落后,而是不能准确定位,一旦把穴位明确定在某一个点上,就等于把穴位定死了。所以,《素问·离合真邪论》明确记载了摸穴的方法:"必先扪而循之,切而散之,推而按之,弹而怒之,抓而下之,通而取之,外引其门,以闭其神。"

再比如大家都熟知的足三里，《医宗金鉴》上记载是"三里膝眼下，三寸两筋间"，古代就是这样给足三里定位的。《医宗金鉴》我们都知道，由乾隆爷亲自过问，令太医院右院判吴谦主持编纂，征集了全国的新旧医书，及精通医学又兼通文理的官员70多人，用三年时间才完成的一部巨著。这已经是官修书了，群英荟萃，规格很高，非常严谨，属于当时的教科书。这本书在出版以后的两百多年间，被无数人奉之为圭臬，北方很多医家学医伊始就是从这本书开始。但《医宗金鉴》的这种定位方法，放到今天也属于模糊教学，有人说这种定位方法不严谨、不科学。

"三里膝眼下，三寸两筋间"，这里边涉及两个关键问题，第一个是膝眼的定位，此处的膝眼是指外膝眼，因为还有内膝眼。外膝眼也是一个穴位，又叫犊鼻穴，同时，膝眼也属于古代的解剖术语，位于髌骨下方、髌腱外侧的凹陷中。这个膝眼本身就是模糊的，成人的膝眼有杏核那么大，甚至更大一点，那么膝眼的"眼"是从那里开始算呢？有人说从凹陷的中心点开始，你能用尺子量吗？肯定是不行的。如果临床上你拿着一个尺子量穴，不但自己接受不了，恐怕患者也不敢找你看病了。第二个问题是"三寸两筋间"，这又是一个模糊的概念，这两筋间是哪两根筋呢？古人的解剖知识是比较原始和粗线条的，没有肌肉名称，即便有也不会在这里使用。

通过这两个问题我们可以想一想，古人为什么这么定位呢？是古代技术落后、解剖水平低没法量化，还是古人不严谨？答案是否定的。揭开这个答案之前，我们先了解一下经脉、穴位。

"穴"的本义是土窟窿，地洞。《黄帝内经》称之为"气穴""气府""会穴"等；《针灸甲乙经》称之为"孔穴"；还有一句话可以佐证穴位的本义，在《素问·刺疟论》中说："足太阳之疟，令人腰痛头重，寒从背起，先寒后热，熇熇暍暍然，热止汗出，难已，刺郄中出血。"此处的郄中是指委中穴，并非郄穴的郄。"郄"字在《正字通》中说：郄，同隙，有空隙、裂缝之义。十六郄穴歌中说："郄都孔隙义，气血深藏聚。"最早的"郄"字并非特指我们今天说的郄穴，而是可以泛指穴位的，因为位于"郄中"是穴位的特性。

由此可见，穴位其实就是气血等物质流通经过的一个孔道或者说是一个漩涡点，它有两个特点，一个是正向的，一个是副作用。气血运行至此就像汽车进了高速路的服务区一样，可以进行短暂的调整休息，加满油继续上路，向下一站进发，这是它的正向作用。凡事都有两面性，因为穴位孔道的这一特性，决定了它还是藏污纳垢之所，这是穴位的副作用。当然，穴位的这一特性也给临床诊断和治疗提供了可行性。

经脉是人体内气血运行的通路，经脉的特性也是这样，《灵枢·经脉》上说它："经脉十二者，伏行分肉之间，深而不见"。"分肉之间"其实等同于"郄"，只不过是更长的"郄"。

所以,把两组信息串起来应该是这样的,穴位是伏行于分肉之间的某一个"窟窿"。这就和足三里的定位歌"三寸两筋间"对上了,足三里穴就在两筋之间的"窟窿"里,也就是《灵枢》所说的"分肉之间"。在找穴的时候首先要找到这两根筋,再仔细体会指下的感觉,有凹陷的地方就是了。

当然事物是发展变化的,既要有一定之规也要有变通之法,不能墨守成法一成不变。临床上,穴位点不是什么时候摸都处于凹陷的状态,甚者,有的穴位点摸上去还是隆起的,这是为什么呢?《灵枢·经脉第十》上说:实则必现,虚则必下。从辨证的角度考虑,一般虚证的状态,穴位局部陷下而实证者隆起。就比如足三里穴,胃气强或者胃热的人,医生摸上去指下有充盈、向外鼓荡的感觉,甚至还隆起的。除此之外,还有一种可能也会出现这种现象,就是取穴时如果摸穴不准也可能出现局部隆起的状态。

如果按这个定位要求,在既定的位置没有找到这个凹陷点怎么办?大家别忘了,古代腧穴定位都是一个大致的位置,还是那句话:"人经不同",所以要"求之上下"。如果这样还不能定位,也不要紧,记住古人的另一句话:"宁失其穴勿失其经。"所以要会摸穴,还要会摸经脉,经脉伏行于分肉之间,既可以反映疾病的状态,也可以作为治疗路径。第一道防线如果失守了,就要守住第二道防线,第二道防线就是经络,这是底线了。

这就是过去很多老师父的不传之秘,《黄帝内经》里早有明示,圣人有教无类,是我们身在宝山不识宝。

第四节 搭　　脉

中医的诊断有点像两个武林高手在一起切磋武艺,双方只要一交手就能知道对方几斤几两,有多高的水平,就像搭住了对方的脉,抓到了对手最薄弱的地方。高明的医生可以在和患者接触的短短几分钟之内找出患者的症结所在,搭出患者的脉。

我说的搭脉有两种,狭义的搭脉是以寸口脉为主的摸脉,可以断五脏六腑全身之疾;还有广义的搭脉,可以包括诊断的方方面面,当然也包括了寸口脉。一个患者从他一进门就等于是被搭上了脉,患者的身高体型、走路状态、肤色发质、表情眼神、说话声音等等,都进入了医者的眼帘,给医生提供最直观的第一手资料。对于针灸而言,经络是针灸的基础,诊断是针灸取效的前提,这个非常重要,只有正确的诊断,特定穴才能有施展的空间、才能发挥出最大的功效。

2020年国庆假期我去北京看弟弟,他现在就职于西苑医院的中医耳鼻喉科,擅长内科和耳鼻喉疾病,是铁杆中医。这些年他潜心研究中医医理与临床,无暇名利,对中医医理的研究有一定造诣,连已故的佛学大师叶曼先生对弟弟的医术都赞赏有加。但他临床过于强调问诊,反而不重视望诊和切脉,我担心他有所偏颇,影响未来在医道上的拓展,一直想和他聊聊。

弟弟知道我喜欢文玩,有一天下午,他带我去离家不远的丽家古玩市场闲逛,其间他领我进了一家专营红木家具的店铺,店里陈列着各式红木家具、红木制品,兼有一些文玩小件。在其中的一个展柜里我发现几个红木做的收纳盒,长方形,盖子是抽拉式的,古色古香,非常养眼。因为职业习惯,我出门时包里总会带着针,以备不时之需,而这类小盒子是盛针具的上上之选。所以,我对这类古色古香又实用的小玩意情有独钟,也收藏了几个类似的小盒子,但都没有今天这个小盒子漂亮,是理想的针灸盒。问价后发现也不贵,我准备和弟弟一人买一个。

老板听了我和弟弟在议论小盒子的功用,大概猜到了我们的职业,于是问我:"你们是医生?"我点头称是,老板就问:"能不能咨询一个问题?"我说:"当然没问题。"原来老板前段时间腿麻,请医生针灸后,腿虽然不麻了,但是脚开始发凉,她问我是不是被医生针坏了?我说:"不是医生给你针坏了,是你腰有问题。"老板面露讶色地问:"你怎么知道?"我说:"不仅是腰部,你的右侧髋部也有问题,右臀疼。"老板不信,直摇头说没有啊!我说:"请你从柜台里面出来,我给你按一下,如果不疼我转身走人。"老板将信将疑地从柜台里面走出来,我让她转身背对着我,在她臀中肌的地方轻轻一按,她立马"啊"的一声,腾地跳了起来,再按对侧,啥事没有。"神了,真是神医呀!"老板不可思议地看着我说,其实这不难,望诊而已。教了老板几个自己锻炼的方法就和弟弟离开了。出门后弟弟哈哈大笑说:"原来还可以这样看病,望诊原来这么有效?!"这下好了,现身说法,比谈话更有效。

一、望诊是四诊之首

首先让我们来看看望诊,望诊为四诊之首,望诊包含的内容很多,人的一颦一笑一个转身都能给你带来信息,揭示患者的某种状态,这都属于望诊,是最高级的断病技法。

因为职业原因,我平时有个习惯,喜欢观察别人走路,每当有人在我面前走过,只要让我扫一眼,我大概就能看出他有什么问题。这看起来很玄,其实不难,就像《卖油翁》中说的那样：我亦无他，惟手熟尔。只要多看，仔细观察，用心揣摩，知常达变，谁都可以做到。我亦无他，惟"眼"熟尔。就像前边提到的家具店老板，她站在那里的时候两侧的髋部是不对称的，右侧髋部比左侧高，而且这种高出来的状态显得略紧，发硬的感觉。再就是看她走路，从后面看走路不平衡，这些都是信号，提示她髋部有问题。

元代大医朱丹溪在《丹溪心法》中所谓"有诸内者必形诸外"。一个人如果遇到了喜事，看上去就会满面春风、笑逐颜开，说明他开心、心里美，所以表现在脸上；如果一个人愁眉苦脸的，那他一定是遇到了什么烦心事，心里头不痛快，所以也表现在了脸上，这就是"相由心生"。

相传，唐朝的时候有个人叫裴度，小的时候家境不好，过着穷困潦倒的生活。有一天，裴度在路上碰到了一位禅师。大师看了裴度的面相后，发现裴度的嘴角有纵纹延伸到了口里，恐怕有被饿死的危险，就劝裴度要积德行善，以改变厄运。裴度按禅师所说，一一奉行。后来，当禅师再遇到他的时候，只见裴度目光澄澈，脸相完全改变了。禅师告诉他，你以后可以贵为宰相！为什么裴度的面相前后有如此大的变化呢？原因就在他依禅师之意，由断恶开始，不断地修善、耕耘心田，相随心转，境由心生，相貌由贫贱而变为富贵。这是一则佛教劝人向善的故事。但这只是心理上的"相变"，而医学最主要探讨的是患者病理上的"相变"。大家都熟悉的肝炎患者的三黄症状，就是典型的病理"相变"。一个正常人怎么会出现三黄的症状呢？或者一个患者，你看他驼着背，手扶着腰走进诊室，就很明显是腰出了问题。

这些属于望面色、望形体，是整体的"望"。还有具体的"望"，是望局部。是指医生在用手为患者查体之前，对病变局部或认为有问题的经络、穴位点做进一步的观察，如肤色、形态的改变等。张仲景在《平脉论》中说"相体以诊，病无遁情"，说的就是中医的查体。这一部分的检查对于医生来说非常重要，尤其是针灸医生。可以说，对经络和穴位点的检查是针灸临床取效的关键，很多医生对这方面的诊察弃之不用，实在是可惜！

当人体发生病理改变时，病气就会表现在相应的经络或穴位点上。当疾病处于初级阶段时，病气会随着经络的循行，在特定的穴位点上时隐时现，尚不能固定，也难以捕捉。为什么说治未病的医生最高明，原因就在于此，疾病初成时，变化微细，而且稍纵即逝，需要医者在安静的环境下，细心体察才行。当病之已成时，病气会随着经络的循行，在特定的穴位点上常有常现，甚者则在穴位反应点上固定不变，此时会比较容易观察到。

不过，不管是整体的"望"还是局部的"望"，都还只是望诊的基础，属于眼望。最高级的望诊是心望，即医者用心体察患者身上在病理状态下所反映出来的气息，这并非玄虚。我经常和一些修行的朋友探讨这个问题,很多人认为,内功修行到一定程度,人就可以透视,可以看见患者的五脏六腑,也就是史书上记载的"扁鹊洞垣术"。而我个人认为,心望应该是当一个人修炼到一定程度的时候,内心达到一种极其空净的状态,能够心有灵犀,医者和患者在接触的过程中产生了某种共鸣,医者感觉到了患者身上的一种不正常的气息,这就是心望。但心望对医者的要求很高,要求医者不光有深厚的医理知识,还要有很高的内功修为才行。比如佛家所谓"定、静、慧"功夫,就是修炼此种技艺的一种方法。"定"而后能"静","静"能生"慧",如果一个人能够"定",再由"定"而入"静",那"慧"就自然而然地有了,等你到了"慧"的程度,也就具备了心望的可能。达摩禅师九年面壁,方始明心见性,所以,心望不是一蹴而就的。尤其是当下这个浮躁的社会环境,更需要医者能潜心地修,安心地练,把修行当作每日的必修功课,必能有所得。

二、查体切脉,疾无所遁

1. 切脉

切脉是中医最常用的诊断方法,也就是搭脉,又称摸脉、把脉等,是中医临床上最常见、也是最重要的诊病方法之一,《素问·五藏别论》云:"帝曰:气口何以独为五脏主? 岐伯曰:胃者,水谷之海,六腑之大源也。五味入口,藏于胃,以养五脏气,气口亦太阴也。是以五脏六腑之气味,皆出于胃,变见于气口。"《难经·一难》也说:"十二经皆有动脉,独取寸口,以决五脏六腑死生吉凶之法,何谓也? 然,寸口者,脉之大会,手太阴之脉动也。"所以,搭脉几乎成了中医大夫的代名词。

北京的常大夫是脉诊高手,2011年,有一次和常大夫一起出诊,一位素不相识的年轻人来找他看病,患者也没说话,只是伸出手叫常医生把脉,看得出患者有试探之意,常大夫也没有多说话就直接为患者把脉,过了大概1分多钟,常医生开口了,他说:"你生殖系统有问题,精子成活率低,怀孕恐怕很难!"一席话说得年轻人目瞪口呆,他就是为此而来,原来患者做过检查,精子成活率只有不到25%,所以,一直难以受孕,小两口为此很着急! 像这样脉诊准确率如此之高的,我也是头一回见到,真是神乎其技!

医者在诊脉之时,不仅要摸某一部脉的浮沉迟涩,还要根据脉象以及脏腑的生克制化关系判断五脏六腑的疾病状况,整体兼顾,唯有如此,诊病之时才不至于窥一斑而知全豹。清末民初著名白族医家彭子益,诊脉主张两手合诊,医生的双手同时搭住患者两侧寸关尺三部,以达到五脏六腑整体审查的目的。现在临床上见到的脉案几乎清一色是脉浮紧或脉滑之类的简单记述,以一两种脉象而概括全身情况,未免有点偷工减料之嫌。西安的铁萱老师,对于脉诊记录就与众不同,非常详细,她的脉案都是左右两侧寸关尺三部分别记录,然后根据脏腑关系再综合分析,所以断病的准确率高,临床疗效也好。

2. 查体

切诊不光是切脉,还包括了中医临床的查体。云南的陈华老师擅长经络触诊,到了出神入化的地步,给患者检查时,不按不压,看似随意地从上到下捋了一遍,就已经知道病之所在,所言必中,让人叹服。

既然腧穴是人体脏腑经络之气输注于体表的特定部位,那么当人体的脏腑经络发生疾病时,邪气也会随经络输注于特定的部位,并在与其相应的穴位点上出现诸如压痛、酸楚、麻木、结节、肿胀、凹陷、变色、丘疹、脱屑等各种不同的反应变化。腧穴上的不同病理反应是脏腑经络气血失调郁滞于局部的结果。因此,利用腧穴的这种病理反应特点可以帮助我们对疾病做出诊断,选择合理有效的治疗方法。

在临床上,有目的地选择特定穴进行诊察可以起到提纲挈领、事半功倍的效果,除了上面说的五输穴,还有背俞穴、腹募穴、原穴、络穴、八会穴及郄穴等,对于疾病的诊察都有很大的帮助,所以,这几组特定腧穴也常被用于疾病的诊查。俞募穴是五脏六腑经气输注、结聚于腰背胸腹部位的腧穴,最能反映脏腑功能的病变;原穴是脏腑原气经过和留止的部位,善能反映原气之盛衰;络穴位于经脉络脉之间,是交通要道,故能反映邪气之出入状态;八会穴是脏、腑、气、血、筋、脉、骨、髓经气聚会的地方,可以反映八种脏器组织的生理功能,尤其能反映八种脏器组织的慢性虚弱性疾病;郄穴是气血藏聚之所,是脏腑急性病证的反应点,其中阴经郄穴有助于血证的诊断,阳经郄穴用于急性疼痛的诊断等。

查体的要点是一看二摸。"看"就是医者对病变经脉、病变穴位局部的观察,看其色泽是光亮还是晦暗,是红、是黑,还是白等;再看形态的改变,如局部隆起、凹陷等。摸属于脉诊里广义的搭脉,就是医者对穴位局部的触摸,感知局部的软硬、病位的深浅以及是否有结节等变化。

3. 闻诊、问诊

中医的闻诊包括很多,如患者说话的声音、语言和病气等。"言为心声",一个人如果声高、狂言,语无伦次,多半是神志疾病;如果一个人语言蹇涩,含糊不清,多半是卒中后遗症;如果一个人胃部肠鸣,如囊中水,振动有声,多数是痰饮阻滞。这些症状是我们耳朵能够听到的,属于"耳闻"。如果一个人口中有酸臭之气,那可能是内有食积所致,这是通过鼻子察觉到的,属于"鼻闻"。

黄元御是开宗立派的一代医宗,其第五代传人麻瑞亭老先生曾记载过黄元御诊病的一则轶事,时黄氏在太医任上,奉天一王爷之子病笃,遣人诣京,求乾隆委太医往诊。帝命黄元御奉旨赴奉天。即日启程,乘轿奔赴,夜不住驿,轿中假寐;食不下轿,果腹而已。至奉天,直奔王府,报名而入,径往正堂,王爷降阶相迎。方落座,黄氏未及请问,王爷即欲述其子情。黄氏曰:"臣进府时闻东厢有呻吟声,可是小爷?"王爷对曰:"正是。"黄氏曰:"无须诊视,其肺已腐烂不堪,无药可医,惜哉!"王爷闻言,面露惊愕之色,旋即面冷如铁,起身曰:"先生少坐,本王去去就回。"未几,侍者捧一盘呈于堂,视之,其内乃一腐烂人肺也,浊血流溢。黄氏大惊失色,方欲问其故,王爷已手握匕首而至,双手及利刃尽染血污,抱拳稽首曰:"先生神明,本王佩服!适才已将犬子杀之,此乃其肺也,果如先生所言。"黄氏惊倒在地,面如土色,张口结舌,无言以对。稍定,乞归,王爷应允。黄氏即刻启程,形容一如赴沈急促之状。至京,拜表奏乾隆帝诊病及王爷杀子始末,谢罪并乞归故里休养。帝不究其直言之罪,好言抚慰,准其所请,未及陛辞,即匆匆返籍,病卧不起,其子请问病由,黄氏详告之,并曰:"为父已胆破神伤,医药无及,尚有百日阳寿,速邀好友故旧一决!"果百日而逝,时年五十有四。这个故事是典型的闻诊,古人"闻弦歌而知雅意",黄元御闻音声而晓疾苦,真乃苍生大医。

至于问诊的内容,"十问歌"是再好不过的版本,简明扼要,最好是能背下来,再验之临床。

一问寒热二问汗,三问头身四问便。

五问饮食六问胸,七聋八渴俱当辨。

九问旧病十问因,再兼服药参机变。

妇人尤必问经期,迟速闭崩皆可见。

再添片语告儿科,天花麻疹全占验。

总之,诊断是一切疾病治疗的前提,针灸也不例外。搭准了脉是临床取效的关键;相反,一个错误的诊断,不仅不能治病,甚至还会南辕北辙,使病情雪上加霜!

第五节　浅谈医生的四重境界

《难经·六十一难》所谓:望而知之谓之神,闻而知之谓之圣,问而知之谓之工,切而知之谓之巧。"神圣工巧"是为医者的四重境界,是在诊断这个层面上对医生水平的一个评断。

我小时候父亲经常给我讲家乡"小韦先生"给人看病的故事。"先生"是早年东北人对医生的尊称，过去东北都是住土炕，一般人只要转身抬屁股就能坐到炕上，"小韦先生"因为身材矮小，上炕要爬，骑毛驴要别人帮忙抱上去才行，又因为韦医生断病入神，所以人们都尊称他"小韦先生"。"小韦先生"的看病方法与众不同，一般的大夫看病是先问诊或者先诊脉，然后再看舌苔，"小韦先生"看病不问不切，只看面色，默对片刻即可，言病家苦楚，每言必中，观者无不称奇，然后处方开药，随手而瘥，在家乡留下了很多他断病治病的故事，被人们津津乐道。这大概就是《难经》所谓：望而知之谓之神的境界了！

医生临床治疗用药施针也可以分为四个境界。

第一重境界：这重境界的医生在下工的范围。他们多数是刚刚从学校毕业或者刚刚满师出徒不久的年轻医生。学过几年科班教材，背过《汤头歌诀》《医学三字经》《百症赋》，扎过纸包、扎过针灸包，踌躇满志，但对于所学的知识还没有完全消化吸收，临床看病大多数时间都是按图索骥，依样画葫芦，能进行简单的辨证，但遇到稍微复杂的病症便茫然不知所措，不知从何处下手，处方开药、选穴施针茫无定见。所谓：以一定之方而应无穷之病，效与不效则全然不在他的掌控之中，有方无法，更有甚者无法无方！这些医生还不能谈辨证技巧或者针刺手法，只是原方照搬或者将针刺入肉中而已。这一阶段是从理论转化为临床实践的过程，这一层次的医生甚至还不能进入《黄帝内经》所谓"下工"的境界，但却是每个医生的必经之路，也是最重要的一步。

第二重境界：这一境界的医生，临床看病已经可以辨证施治，对于医学理论有了一定的认识，也有了一些临床实践。临床遇到一般的病症可以应付自如，不过对于理论和临床都还没有完全吃透，还不够精细，遇到复杂的病症便束手无措。临床医生大多数处在这一层面，这个层面的医生可称为下工。

第三重境界：能成为这重境界的医生，已属难得，对于医学，不管是理论还是临床，都已经有了一定的造诣，研究到了一定的程度，并且有自己独到的见解。临床看病，辨证入微，能够全面分析、整体兼顾，对于疑难杂症的辨证与治疗有自己的心得体会，选穴配方非常精准，方药条理清晰、层次分明，施针选穴精当、补泻得宜，恰到好处。此堪为中工，可位名医之列，然尚属"守形"阶段，所以还不能称之为"上工"。

第四重境界：这一重境界的医生真正可称为"妙手回春"的"神医"。如果前面的三重境界都还是"术"的层面，那么，第四重境界的医生应该是处在"道"的层面。

就像金庸武侠小说中的扫地老僧一样，和光同尘，大隐于无形，轻描淡写间就可以将敌人的凌厉进攻化于无形，而毫无矫揉造作之势。他们已经参透天地玄机，深谙五行八卦、易理阴阳，洞彻脏腑精微，精通气功导引之术。临证用药或施针执简驭繁，方药融天地法则，丝丝入扣，增一味则嫌多、减一味则嫌少，牵一发而动全身，看似平淡却可以愈大疾。施针之时能形神合一，以心行气，以气运针，灌注于针而施于经穴，通经补泻随心所欲。这是最高境界的医生，《黄帝内经》所谓"上工""守神"者也。纵观医界，这样的医生恐怕是凤毛麟角了！

第六节　形神合一的针灸按摩术

　　针灸、按摩是一个特殊的行业。你说他难吧，满大街都可以看到保健会所、按摩店，他们有很多从未经过正规的专业训练，却敢给人扎针灸、按摩，美容保健、调理身体他们都敢做。面对这样一个状况，不仅有人要问，这个行业的准入门槛这么低吗？针灸、按摩真的这么简单吗？答案是，这个行业准入门槛有点低，不可否认。但想要掌握这门技术，把它做好可不是一件简单的事。

　　实际上，针灸、按摩这个行业对医生的要求很高，内科医生可以用中药作为载体为患者治病，那么，针灸、按摩医生呢？针灸医生以针为舟楫替患者疗伤，通经理络，补虚泻实；按摩医生凭一双手，理气活血，舒筋解结。

　　同时，好的针灸、按摩医生同时还应该是一个全科医生，因为针灸、按摩可以治疗的范围很广，不仅是颈肩腰腿痛可以针灸、按摩，内科、妇科、儿科的毛病都可以针灸、按摩，这就要求专业的针灸、按摩医生不仅要具备丰富的理论知识，同时还要具备内科、妇科、儿科等相关学科的临床知识。

　　如果你认为具备了这些知识就可以了，那还远远不够，一个高级的针灸、按摩医生，精通医理、善于临证固然重要，但是如果想成为"上工"，单靠这些恐怕还远远不够。针灸、按摩医生最重要的是要练出一双可以代替药的妙手。为此，古代很多医家都是修行者，练气养筋，进行一定的功法训练，这对于临床取效大有裨益。

　　二十年前发生在笔者身上的一件事恰好验证了我的这一观点，话说有一天早上，笔者起床后，发现肩颈部疼痛，脖子不能转动，稍动一下就疼痛不适，这是落枕了。于是，我打电话给我的一个按摩师朋友，他是沪上按摩界小有名气的按摩师，按摩治好了很多患者，事迹还经常出现在报刊上。待我们见面后，朋友的诊断和我一致，落枕，起因于前一天练功过度，肌肉没得到及时放松引起的。诊断明确，朋友为我按摩治疗，力道颇大，我也是忍着痛期待可以改善，前后用了40分钟。按摩后，期待的改善非但没有发生，反而疼痛加重，愈加不能转动，待回家后才发现，按摩的地方发生了水肿。没办法，下午又去找另外一位我很敬佩的老师帮忙治疗，一番针灸、整骨之后，症状不增亦无减。只是这么折腾了大半天之后，脖子愈加疼痛，难以转动，整个人都开始烦躁起来。

那段时间，我还利用业余时间在中医药大学学习，正好那天晚上要去上课，这时我就想起了班上有一位老师傅，姓吕是回民，为人很是热心，号称自己是气功推拿，每天利用课间十分钟的时间帮班上的同学按摩。当此情形，我病急乱投医，请吕师傅帮忙按摩一下，也是存了试试看的心态，并未抱多大希望。吕师傅也没推脱，简单检查之后就帮我做起了治疗。吕师傅按摩与众不同，只以一只手施术，另一只手平伸向外伸展，五指张开，按摩的手毫不着力地在皮肤上不疼不痒地轻摩，手法简简单单并不繁复。课间十分钟，吕师傅就帮我按了十分钟，可就是这十分钟，奇迹出现了，不但脖子转动自如，连局部水肿也消失了，就像从来没有发生过落枕一样。

这件事让我第一次切身体会到了气功推拿的神奇，也更坚信推拿针灸医生练功的必要性，气功应该是按摩针灸医生的必修课。

在我国古代，练气而成为大医者，如"建安三神医"之一的华佗，有"针神"之谓，创立"五禽戏"，是内功修为很高的高手。《后汉书·华佗传》中说"年且百岁，而犹有壮容，时人以为仙。"也就是说，华佗年百余岁，看上去仍然身体健壮，面色红润，而且精神矍铄、鹤发童颜，这跟他的内功修炼有很大的关系。华佗后来将五禽之戏传授吴普。吴普依此修行，寿高九十余，听力和视力依然很好，牙齿完整牢固。《三国志·华佗传》中说华佗"晓养性之术，……若当针，亦不过一两处，下针言'当引某许，若至，语人'。病者言'已到'，应便拔针，病亦行瘥。""上工"治神于此可见一斑！

隋唐年间"药王"孙思邈，是医学史上有名的长寿大医，寿百余岁，精于老庄，善导引养生、炼丹之术，通佛典。在《千金方》中，不仅记载了针灸术，还有老子按摩法、天竺国按摩法等一些导引按摩之术。

纵观近代伤科领域的圣手大多都是出身武林。享誉沪上的石氏伤科，祖上石兰亭是名噪江南的镖主，擅长内家拳法。一指禅推拿的创始人丁凤山乃是清朝咸丰年间的武秀才。近代伤科大家杜自明，擅长少林拳法及少林易筋经，无一不是医武兼修而享誉医武两界的高手。

针灸、推拿医家而精通武术气功者数不胜数，著名针灸大家黄石屏先生，有"金针大师""神针"之称。提倡针灸推拿医生必须精通少林拳术和内外气功，临证施治，要运气于指，布气施针或推。他说："吾始习少林运气有年，萃全力于指，然后审证辨穴，金针乃可得而度也。"黄氏练功十分刻苦，据《黄氏家传针灸》中记载：师父教练时，先"劳其筋骨"，将石屏牵于烈日或月亮之下，脱去衣服，倒提两脚乱抖，轰松全身骨节，然后摩擦周身皮肉，并用药水洗澡，以健肤体。稍长，教以内外少林气功，继而授以十八般武艺，直至"擎千斤以一指，捻砖石而成泥"，最后才学习针灸之术，六年之后，尽得其技。可见若要针灸通神，并不是一件容易的事！

练功的目的，首先是使施术者自身强壮，因为做针灸、按摩是个体力活，对医者身体素质要求很高，打铁先要自身硬，正气存内，邪不可干。针灸、按摩医生每天接触大量的病患，如果自身体质薄弱，很容易病气入体，病没看好，自己先病倒了。

我在运动队期间，整个基地有八个专业队医，八个人里边有两个年纪轻轻心脏就出了问题。自剑基地有个老队医，姓刘，负责自行车队的医疗保障，常年随自行车队在外边训练，五十岁出头腰椎做了两次手术，走起路来像七八十岁的老人，每次看到他的背影都让我心生感慨，也让我警惕！

练功的另一个作用是通过练功导引，可以使按摩者对经络经筋有更深入的了解，对脏腑经络、经筋经穴的掌握要像西医对人体解剖图的了解一样，要了然于心。知己而后知彼，施术之时方能有的放矢，而不是盲摩乱按。练功到一定境界还可以更好地掌控力度，收放自如。

我在东北老家练过一点摔跤和外家拳，在北京求学期间，我的授业恩师陈敏先生是医武兼修的高手，师父是福建莆田人，父辈是当地的拳师。他经常跟我讲，推拿、针灸手上要有功夫，不能使蛮力，有了功夫才有可能成为高手。跟师父学习期间，练习手法要求是蹲马步或者弓步以增强下盘功夫。我练习按摩手法的床是铁皮床，铁皮上面覆了一层薄薄的海绵，外边裹了一层皮子。我练习时，师父就坐在我身边，叼着烟卷看。练到满意了，他就点点头；不满意的时候，你看他，他也不吱声，一脸严肃，继续抽他的烟。此时我就不敢站起来，继续蹲着马步练习手法，每次练习结束我的手都被摩得红肿，但手法进步却很快。

在沈阳上学时，对武与医就更加关注，希望能通过走访民间拳师找到"武"与"医"的内在联系，经常利用课余时间到各大公园拜访民间老前辈，向他们请教与武医相关方面的学问，也收集一些有关的掌故，增进见闻。当时北陵公园有很多练武的老拳师老前辈，有位叫李顺发的老爷子看我练武勤奋，非常喜欢我，经常把我叫到他家里偷偷教我两手，顺便给我改善一下伙食，还给我讲一些早年间东北武林的奇闻逸事。老爷子虽然以武术见长，但也通医术，尤其是伤科正骨。据老爷子讲，老一辈武术家大都自小练武，磕磕碰碰、跌打损伤是家常便饭，那时候医疗条件没现在这么便利，受了伤一般都是自己师傅处理，久而久之老拳师们都积累了一些疗伤的经验，有的甚至兼职或专职做起了跌打大夫，成了理筋正骨的高手。

1999年底，我来上海后，开始接触内家拳，并有幸结识了让我受益终生的恩师，中国拳击界的泰山北斗，有"北拳王"美誉的张立德老师。张老师出生于北京的大户人家，早年在北京时与意拳宗师王芗斋有一面之缘，并与王芗斋的高徒王选杰、姚宗勋过从甚密。张老师本身就是中国首屈一指的技击大家，对技击有非常高的见解，通过和王、姚二位先生切磋交流更有机会接触了意拳的练功心法。晚年他将意拳的站桩、试力融入于技击和养生中，在他80多岁时，很多年轻人还吃不住他的重拳。功夫已经臻于化境，于此可见一斑。我在与张老师一年多的朝夕相处时间里，系统地接受了他的桩功功法训练，这对我的帮助特别大。我日后能将桩功功法融于针灸、推拿中治疗疾病，张老师功不可没。

意拳，又称大成拳，脱胎于形意拳，为王芗斋先生首创，是内家拳中的精品，尤其站桩和试力是意拳的核心功法，它的指导思想是"大动不如小动，小动不如不动，不动之动是谓生生不已之动。"强调精神假借，内在调整，直指内家功法训练的本源，不仅实战技击性强，对于推拿和针灸的取效也有非常大的促进作用。

记得2003年我和意拳宗师王芗斋的高徒杨绍庚先生也有过一段时间的接触，杨先生和张老师是北京育英中学的校友，那次老爷子带着徒弟从河南洛阳来上海，请张老师帮忙"带带"，主要是指点一下技击实战，张老师正愁我没有陪练，便欣然应允了，顺便也请杨绍庚先生指导我学习一下正宗的意拳功法。

有一天早上，训练结束，大概是站的时间久了，老师腰上的旧疾复发，于是二人就到我家，杨老先生在我家里为老师做按摩。一位八十多岁的老人给另一位八十多岁的老人按摩，再想想两位老人家跨越世纪、七十余年的同窗之谊，那场景既有趣又温馨。事后据老师讲，杨先生的按摩很神奇，手法轻缓但又很渗透，指下似乎有一种力量轻轻地将筋节打开，又似有一股暖流向下缓缓流淌，非常舒畅。

一、站桩

意拳站桩是"以形为体，以意为用，以静为和"，重在于内养、内壮，可以使习练者血脉通畅、气血充沛、精力旺盛，只有内在充实才能施之于外，也是为后面的试力做准备、打基础。

1. 浑圆桩

浑圆桩是桩功的基础，站桩的要求很简单，初学者先从浑圆桩练习入手，选择一清静之处，两脚自然分开，与肩同宽，身体正直，头顶如有物悬，太极拳所谓"虚灵顶劲"，屁股有如坐在高凳之上，双臂环抱胸前，五指自然张开。臂半圆，腋半虚，周身关节均需似曲非直。

要求：身体如果过直则容易僵硬，过于弯曲则气滞血阻，似曲非直的状态最有利于气血流通。全身要做到"松而不懈，紧而不僵"，松是外在肢体、肌肉的放松不僵滞，紧是内在意识要排除杂念，敛神内听，周身空灵，默默体察全身每个细胞的工作状态。

要做到"绵绵若存，似有若无，身在洪炉大冶中，无物不包容"。也可以想象自己置身在大自然之中，有如大自然中的一棵树，惠风和畅吹过全身，飘飘荡荡随风摆动，自然而舒适。（如图6-3、图6-4）

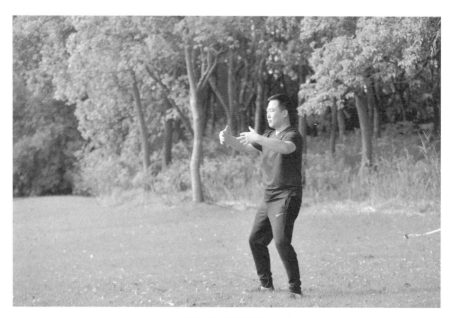

图6-3　浑圆桩1

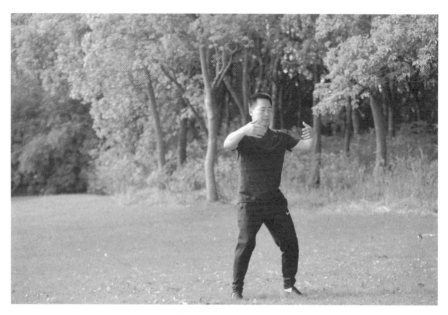

图6-4　浑圆桩2

2. 持针式

练浑圆桩后，可同时练习"持针式"。这是我受意拳"鸟难飞桩"的启发，根据意拳"拳本无法，有法也空，一法不立，无法不容"及"拳无拳，意无意，无意之中是真意"的宗旨，按针灸持针和针刺的要求推演出的一个桩法。此桩亦极其简单，或站或坐，随时随地均可练习。以站姿为例，练习者左右脚分前后站立，谓之丁八步，右脚在前略内扣，左脚在后，以足跟为轴外展45度，双膝微屈。左手在后，按于左腹侧，五指张开，如扶按水中的葫芦。让其似沉非沉，似浮非浮，不能重亦不能轻，重了葫芦跑了，轻了葫芦漂起来了。右手在前，右手置于右侧腹前，腋半圆，臂半张，右手如持针状，掌内虚空，拇指、食指、中指三指相对，虚捏，意想三指做前搓后捻、上提下插的动作。下插时感觉针下有一块钢板，持针要将钢板扎透。上提之时，似拔千斤而起；捻转时，意想手中针为千丝万缕所裹，意识用力将其捻动。

要求：排除杂念，敛神内听，周身空灵，意要紧，力要松，用意不用力，自然呼吸不能屏气。这个功法有两个作用，右手练习对针的掌控能力，练习针刺手法；左手可以培养触诊敏感度，提高临床检查的准确度，可谓一箭双雕。（如图6-5、图6-6）

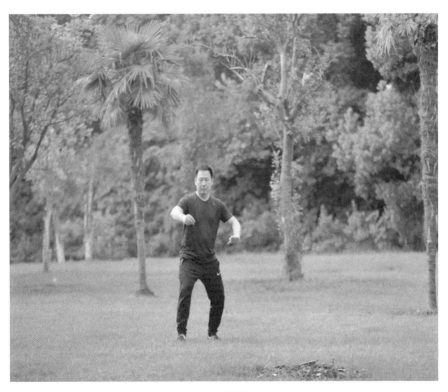

图6-5　持针式1

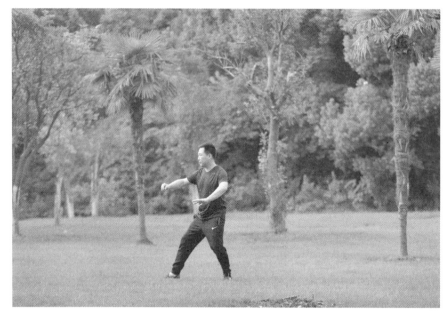

图6-6　持针式2

3. 推按桩

推按桩,练习者双足丁八步站立(如稍息状),目视远方,锁定前方的目标,最好是以大树为目标,身体正直,头顶如有物悬系,双手置于腹前,腋下空虚,双肘张开,掌心朝下,十指张开朝向前方,意想双手十指向前将大树插穿,插至不能再插之时,再用意念将十指向后拉,感觉十指犹如插在粘糖之中,需用力拉回。

要求:自然呼吸,用意不用力,形松意紧。此桩坚持日久,可使十指指力增强、力量渗透而不僵滞,推拿有如神助。(如图6-7、图6-8)

二、试力

在练习站桩后还可以做试力训练,

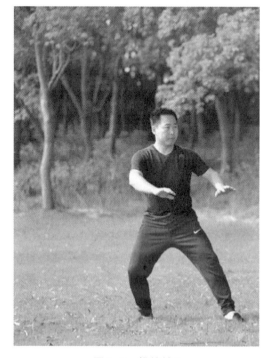

图6-7　推按桩1

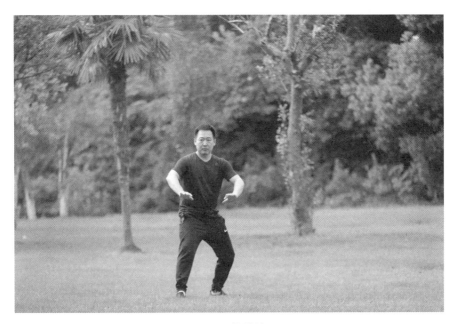

图6-8 推按桩2

试力既是站桩的延伸,王芗斋说:"试力为得力之源,力由试而知,更由知而得其所以用。"试力是由站桩到实际运用的过渡和提高,同时试力又可以调整因站桩带来的僵滞感。

1. 推拉试力

双腿丁八步站立,目视远方,身体正直,头顶如有物悬系,双手平举于上腹前,相当于胸骨剑突的位置,两掌心朝下,十指张开朝向前方。假想双手掌按在一块漂浮于水面的木板上,掌心不要按实略虚空,有暗吸之力,缓慢向前推动,同时又有下按之意,使其推动木板向前,同时感受水对木板的浮力和阻力。前脚掌支撑,足跟虚起,膝盖有向前的顶力;后脚掌蹬地,两脚合力使劲由脊背向上,过肩至手臂再传于手掌直达指尖。两手推木板向前至足尖时,再吸住木板往回拉,如此为一个来回,循环往复练习。

推拉试力是推按桩的延伸,可以增强按摩时的指力,使之更加渗透。(如图6-9、图6-10)

2. 抚琴式

双腿丁八步站立,目视远方,身体正直,头顶如有物悬系,双手平举于上腹前,剑突略下的位置,两掌心朝下,十指自然弯曲,指尖朝前。假想双手扶按在一张古琴之上,惠风和畅,轻松惬意,十指屈伸之间有如来回拨弄琴弦,十指张开时前脚掌支撑,足跟虚起,膝盖有向前的顶力;后脚掌蹬地,两脚合力使劲由脊背向上,过肩至手臂再传于指背直达指尖。回来时掌心空虚,十指如抚弄琴弦,仔细体会指下琴弦松紧变化,毫

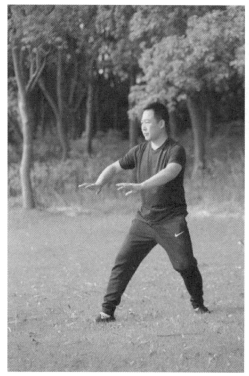

图6-9　推拉试力1

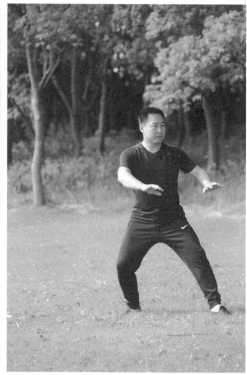

图6-10　推拉试力2

不用力,有微风拂柳的感觉,又如抚摸婴儿肌肤,柔滑细腻,用意不用力。如此一个屈伸一组,循环往复练习。

抚琴式与推拉试力动作相似,而手臂的位置比推拉试力略高,抚琴式的手形是手指略弯曲朝下,推拉试力手指伸直朝前,而最主要的区别还是意念支配的不同。

久练抚琴式有助于增加手指的敏感度,对脉诊、经络诊断及肌肉触诊大有裨益。(如图6-11、图6-12)

3. 推磨式:

双腿丁八步站立,双手平举于上腹前,在剑突略下的位置,两掌心朝下,十指张开,指尖朝前。假想双手扶按在石磨之上,推动石磨按顺时针或逆时针方向来回转动。向前推时意念掌根用力推动石磨,往回拉时十指扒力。前推之时前脚掌支撑,足跟虚起,膝盖有向前的顶力,后脚掌蹬地;向后拉时重心后坐。如此循环往复有如推动石磨,用意不用力。

推磨式可以增加习练者推拿治疗时的渗透力度,尤其对推法、揉法、按法、拿法以及点穴、分筋的帮助最大。(如图6-13、图6-14、图6-15)

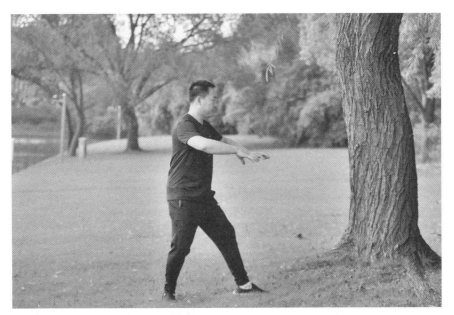

图6-11 抚琴式1

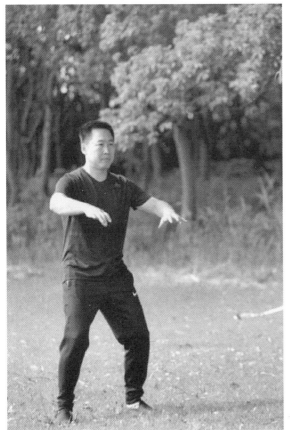

图6-12 抚琴式2

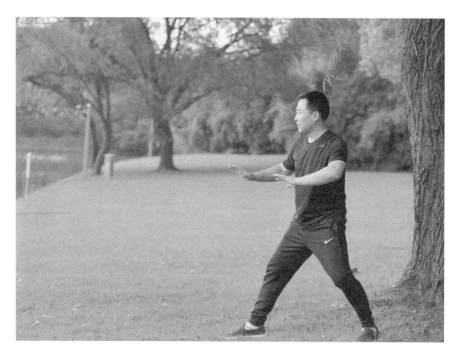

图6-13　推磨式1

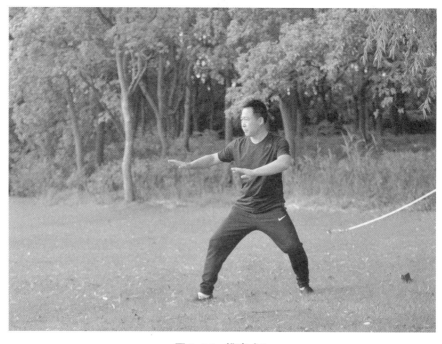

图6-14　推磨式2

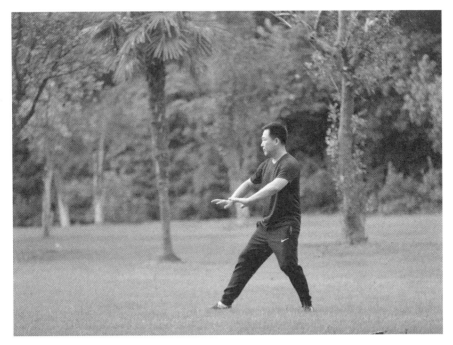

图6-15　推磨式3

以上是根据个人经验，总结的几个比较简单易行的入门小功法，安全无害，初学者不妨一试。

其实，很多武术拳种都有自己的练功功法，包括治伤方法。1995年我在北京结识了一位焦姓的山西运城老人，79岁，身材不高但很健壮，面色红润，声若洪钟，家传医术，擅长一指禅推拿，他的一指禅推拿和目前学院派的一指禅有很大区别，纯以中指、食指两指施术，患者或站或坐，不受场地限制。施术之时，看似轻描淡写，实则深透脊背，我有幸看他出手帮同行者治疗腰痛，据同行者说，术后全身轻松，腰痛顿失，疗效特别明显。

所谓条条大路通罗马，只待有心人去挖掘。我相信，只要大家潜心修炼，一定也可以达到像杨先生、焦老这样的治疗效果。

第七节　我说经典学习——钱先生学书对我的启发

一、信而好古

对于经典的学习，我的一个信条就是"信而好古"，坚信古人必不欺我。再看看大中华今天的人丁兴旺,两千多年前的著作又经过了两千多年的检验,我们还有什么理由怀疑经典医著时过境迁呢?

当我听到有人说:中医不科学的时候,我表示非常赞同。中医本身就不是科学,因为中医首先是哲学的,而哲学对科学有指导的作用。所以,有人说:哲学关心的答案是不统一的,它的价值在于指导,而科学在于讲述和识记,科学强调实验和经验积累,哲学则包容了这样的思维。这样一来,我们还有必要用西方的科学来检验中国的医学吗?

经典学习的另外一个重要前提是"信而不迷",前面我说过了,要坚信中医是正确的,但坚信并不是迷信,因为人一旦迷信了,也就"迷心"了,认为只有中医才是最好的,中医可以包治百病。如果有人这样想,那他肯定是"迷心"了。中医治病不是神仙施法,可以"翻手为云,覆手为雨",更不能包治百病。与西医学相比较,亦各有所长,而不必分出谁好谁坏。1913年毛泽东主席在他的学习笔记"讲堂录"中,有过这样一段记载,他说:"医道中西,各有所长。中言气脉,西言实验。然言气脉者,理太微妙,常人难识,故常失之虚。言实验者,专求质而气则离矣,故常失其本。则二者又各有所偏矣。"我想这样的评价才应该是客观的和公正的。

二、一勤天下无难事

很多人放弃经典学习的另一个主要原因是古文字的晦涩难懂,这是不争的事实。初学医时,还对《黄帝内经》《伤寒论》之类的经典抱有一丝好奇和神往,待真正翻开书时,才发现读经典原来很枯燥。这就像不会喝茶的人感觉茶是苦的,而真正会品茶的人,却能体味茶的香醇与回甘,每天都必要喝茶,如果哪一天没喝上茶,便会怅然若有所失,那时喝茶便是一种享受了。

小儿的书法老师钱建忠先生是沪上实力派书法名家,我的忘年挚友,书法文章俱称上品。先生练书法达到了忘我的境界,周易学者周经和先生给我讲过一则往事:三十多年前的一个夏天,周先生去找钱先生闲坐,钱先生当时在练书法。时值酷暑盛夏,屋内蚊虫乱舞,钱先生为了能安心写字,不受蚊虫骚扰,竟然身穿粗布劳动服,支起衣领,脚穿长筒水鞋,正凝神运笔,丝毫不为所扰。练好字后,靴子里竟倒出水来,可见先生用功之勤。现在我们学习中医的学生,能如此下苦功夫学习经典的恐怕不多见了!

钱先生还重视基础的学习和研究,他认为无论到了什么时候,基础永远是最重要的。学习书法必须要勤于读帖、临帖和背帖,唯有将碑帖读熟,反复地临摹而后将碑帖里的每一个笔画、每一个字以至于通篇布局都烂熟于心,闲暇时只要闭上眼睛就能浮现出每一笔、每一个字乃至每一篇的样子，不断地揣摩古人的笔法笔意，如此日久，写字时方能成竹在胸，写出好字。即便到了今天，他依然坚持临帖，每天八小时，晨昏不辍。

对于他钟爱的《古文观止》更是达到了韦编三绝的地步，其中的大部分文章均能熟背下来。研究文章从整篇整段到一句话，甚至每一个字都要详加领会并作注解，书页里密密麻麻的都是他秀美的字迹。他说，唯有如此，写出的文章才能做到没有一个多余的字，足证学风之严谨。

学习医学的道理和学习书法、文章是一样的，成功的关键就一个字"勤"，勤能补拙，一勤天下无难事，就是这个道理。没有千百遍反复的诵读；没有扎实的理论基础；没有严谨的学术探讨，想成为一个合格的医生那是不可能的。我们学习针灸的人，只有将针灸学的祖本——《灵枢》反复诵读、反复品味，充分地理解古人的针法用意，和古圣先贤心意相通、心领神会，临床辨证施针才能做到有理有据，临床疗效才能事半功倍，桴鼓相应。

三、所谓"悟"

经常听到有人怨天尤人地抱怨自己太笨、悟性太差，把自己的学习不好归罪于悟性不好，从而听天由命，放任自流。

钱先生对于书法与文章的学习均有自己的真知灼见，他有句名言我一直记得。他说："悟性是什么呢？悟性就是锲而不舍，经年累月的坚持。一篇文章读一遍不懂，读十遍，十遍不懂，读一百遍，等你读了一千遍，意思自然就明白了。"当然钱先生说的这个"读"不是有口无心地读，而是要带着问题读。子曰"学而不思则罔"，当你把经典都读得滚瓜烂熟的时候，这些文章就会经常浮现在你的大脑里，再经过反复的思考，水到渠成，终有一日会豁然开朗，这便是悟性了。

归根结底，所谓的"悟"，还是要以"勤"为前提，因为"思而不学则殆"，这里的"学"即是日积月累地读、即是反复不断地实践。

关于经典的学习，只要我们抓住了"信""勤""悟"三个字，也就找到入门的捷径，希望与同道中人共勉！